AF371101

DE L'HOMME

ET

DE LA FEMME

Considérés physiquement

DANS L'ÉTAT DU MARIAGE

Par M. DE LIGNAC.

Nouvelle Edition

Revue et augmentée par l'Auteur,

Avec de nouvelles Figures,

Tome Premier.

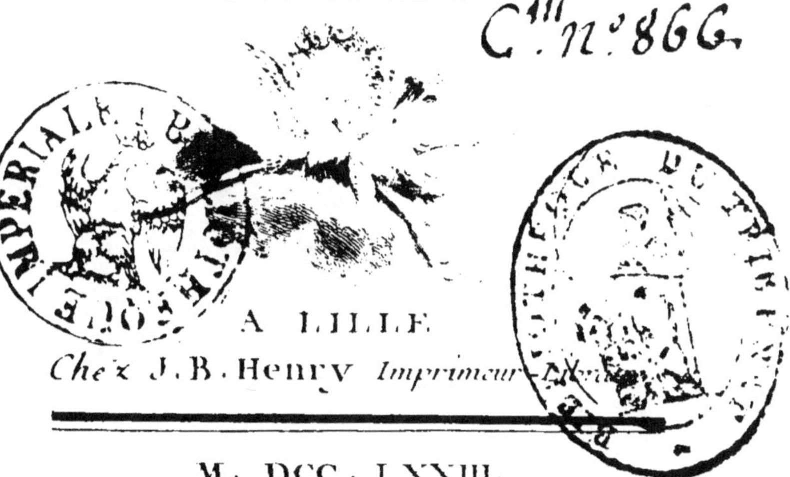

A LILLE

Chez J. B. Henry Imprimeur-Libraire

M · DCC · LXXIII ·

Avec Approbation et Privilège du Roi

AVERTISSEMENT.

CEt Ouvrage a été entrepris dans l'espérance qu'il pourroit être utile. On s'est étonné que l'objet qu'il embrasse, quoique déjà traité par un Médecin, n'ait pas encore été offert d'une manière satisfaisante. En effet, ceux qui avec quelque connoissance lisent le Livre de VENETTE, (*a*) le regardent comme éclairant le Lecteur sur quelques points, mais aussi lui donnant des notions fausses sur

(*a*) *La Génération de l'homme, ou Tableau de l'Amour Conjugal*, considéré dans l'état du Mariage, par M. NICOLAS VENETTE, Docteur en Médecine. Parmi les Editions multipliées que l'on a fait de cet Ouvrage, il est très-difficile d'en trouver une qui ne fourmille de fautes essentielles. Les termes de l'Art sur-tout, sont, dans la plupart de ces éditions, défigurés au point que l'on est souvent obligé de les deviner.

I. Partie.
a

beaucoup d'autres. On peut dire que c'eſt moins la faute de l'Auteur, que celle du temps où il vivoit : de nouvelles obſervations faites de nos jours, ont détruit pluſieurs des faits ſur leſquels VENETTE appuyoit ſa théorie.

PARMI ces faits, que l'Auteur a placés dans ſon Ouvrage, pluſieurs peuvent avoir des ſuites fâcheuſes, lorſqu'ils ſont expoſés aux yeux des hommes peu inſtruits.

EN parcourant ſon livre avec la plus légère attention, il eſt aiſé de ſe convaincre de la futilité de pluſieurs queſtions qu'il a examinées très-ſérieuſement.

ON a donc cru rendre quelque ſervice au Public en lui offrant un traité fait dans les mêmes vues, mais préſenté différemment.

AFIN que l'on puiſſe juger de la

forme de ce nouvel Ouvrage, on expose ici la marche que l'on a suivie, & les motifs qui y ont déterminé l'Auteur. Ce n'étoit pas sans doute une petite difficulté que de porter un œil curieux dans la couche nuptiale, & d'en décrire les secrets sans offenser les oreilles chastes. On a fait tout ce qui a été possible pour rendre cet Ouvrage utile & décent.

Après l'Introduction, dans laquelle on démontre la nécessité, vu les circonstances actuelles, d'un ouvrage sur le Physique de l'Amour, on fait l'histoire des *Tempéramens*. La plupart des hommes n'ont que des notions fausses sur leur constitution : pouvoit-on mieux commencer que par un examen scrupuleux à l'aide duquel chaque individu sache apprécier ses facultés phyſiques relativement au mariage ?

Le IIe. Chapitre contient des Réflexions ſur le Tempérament, relatives au Célibat. Il peut être regardé comme une ſuite du premier. En les réuniſſant, chaque homme ſaura s'il doit prendre une épouſe, ou ſi ſa conſtitution l'écarte des douceurs du mariage.

Il étoit néceſſaire que ces deux Chapitres fuſſent ſuivis de ceux dans leſquels on examine les remèdes que l'on croit capables de domter l'Amour, & les moyens qui, au contraire, excitent cette paſſion. On avoit à combattre des préjugés accrédités de tout temps, & auxquels Venette avoit donné un nouveau poids dans ſon ouvrage.

On s'eſt étendu dans le IIIe Chapitre, ſur les *Narcotiques*, l'*Agnus-*

castus , le *Nénuphar* , le *Camphre* , le *Nitre* , &c. que l'on a donnés comme capables d'anéantir , dans les hommes , jusqu'au sentiment de l'Amour.

D A N S le IV.ᵉ on examine le *Scinc-marin* , le *Satyrion* , le *Borax* , les *Mouches Cantharides* , l'*Opium* , &c. enfin les substances que l'on croit capables d'exciter vivement l'homme au physique de l'Amour , & que l'on a nommées *Aphrodisiaques*. C'est d'après les observations des plus célèbres Médecins qu'on a parlé de ces substances , & qu'on a démontré les effets funestes qu'elles peuvent produire.

A u Chapitre V. on traite de l'*Impuissance*. On y entre dans le détail de ce qui peut la causer , & on indique les moyens qui peuvent la guérir , lorsqu'elle en est fufceptible. Ce Chapitre eft intéreffant par l'énumératioń des différentes caufes qui peuvent rendre l'homme impuiffant, & par des obfervations fingulières fur cette maladie.

LE *Congrès* devoit fuivre naturellement l'impuiffance ; c'eft la matière du VI.ᵉ Chapitre. On y donne l'hiftoire de cette fingulière coutume, & les moyens dont on s'eft fervi pour l'abolir.

LA *Stérilité* fait l'objet du VII.ᵉ & dernier Chapitre de la première partie. On a appliqué cette maladie aux deux fexes, parce qu'en effet, l'homme fans être impuiffant, peut être ftérile. En confidérant cette maladie fous ce point de vue, on a eu occafion de s'étendre fur ce qui pouvoit la produire, & fur les moyens indiqués par les plus célèbres Médecins pour parvenir à féconder l'union des sexes. On a même proposé quelques moyens qui avoient échappés aux recherches des hommes, qui jusqu'à présent, ont traité cette matière. On n'a pas négligé les observations des maîtres de l'art, relatives aux objets de ce Chapitre.

On peut dire que les détails contenus dans le premier volume, font l'histoire de l'Amour dans la société. Les différens *Tempéramens*, les *Aphrodisiaques*, les *Anti-aphrodisiaques*, l'*Impuissance*, la *Stérilité*, ne font pas dans la Nature. C'est à la seconde partie que commence l'histoire de l'Amour proprement dit.

Le premier Chapitre traite du *Mariage*, (il ne seroit pas difficile de démontrer, par l'exemple même de beaucoup d'animaux, que l'union du mâle & de la femelle, pendant un certain temps, eſt dans la Nature.)

Dans le ſecond Chapitre, on expoſe les *Coutumes de quelques Nations dans la Cérémonie du Mariage.*

Le III.e Chapitre a pour objet les *Influences du Mariage ſur la Santé.* Après avoir établi dans le premier Chapitre les douceurs qui réſultent de l'union des cœurs, on expoſe dans celui-ci combien l'union des ſexes influe ſur la ſanté, ſoit en bien, ſoit en mal. Des obſervations curieuſes ſe réuniſſent pour demontrer cette vérité, que des hommes modérés dans leurs plaiſirs y ont trouvés des remèdes à leurs indiſpoſitions, tandis que d'autres, en ſe livrant trop à la volupté, en ont été les victimes.

Les Chapitres IV & V, traitent *des Parties qui dans les Sexes servent à la Génération*. Les détails anatomiques étoient absolument nécessaires pour mettre le lecteur à portée d'entendre ce que l'on avoit à dire de la puberté, de la virginité, des hermaphrodites, de la génération, &c.

La *Puberté* est le sujet du VI.e Chapitre. Les objets qu'il renferme sont non-seulement capables de satisfaire la curiosité sur les phénomènes que présente l'économie animale à cette époque, mais on doit le regarder comme instructif sur la manière dont on doit se conduire envers les jeunes gens qui commencent à sentir les premières impressions de la Nature.

Le Chapitre VII, qui commence la III.e partie de cet Ouvrage, traite de la *Virginité*, & préſente dans les coutumes de quelques peuples, un tableau des égaremens de l'eſprit humain. On y voit encore, par l'expoſition des ſentimens de ceux qui ont traité cette matière, de quelle conféquence il eſt pour l'humanité, que l'ignorance & la témérité ne ſoient point admis à dépoſer ſur ces objets, lorſqu'il s'agit de les conſtater dans les Tribunaux.

La Liqueur Séminale dans les hommes, & le *Flux Périodique* dans les femmes, ſont deux ſignes qui annoncent la puberté. On eſt entré dans des détails ſur ces deux objets, qui font la matière des VII.e & VIII.e Chapitres : ce qu'on avoit à en dire étoit trop étendu, pour qu'on ait pu le placer au Chapitre VI, dont ils doivent être regardés comme le complément.

La *Génération*, ce myſtère que la Nature voile à nos yeux, & ſur lequel on n'a que des conjectures, eſt traitée au VIII.e Chapitre. Il eſt triſte de n'avoir que des hypothè-ſes à donner ſur un objet qui inté-reſſe tant les Phyſiciens ; on a ex-poſé rapidement quelques ſyſtêmes ſur la Génération, & les réflexions dont on les a accompagnés feront voir le plus ou moins de confiance que l'on doit avoir en ces ſyſtêmes.

Les encouragemens que l'Auteur a reçu, l'ont engagé à donner ſes ſoins à cette nouvelle édition, & à rendre l'Ouvrage digne, au-tant qu'il lui a été poſſible, de l'accueil que le Public a bien voulu lui faire.

INTRODUCTION.

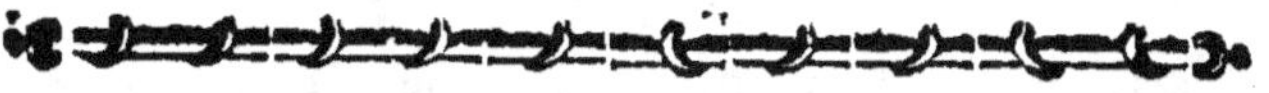

INTRODUCTION.

Le Plaiſir eſt fils de l'Amour,
Mais c'eſt un fils ingrat qui fait mourir ſon
père. [a]

C'EST avec douleur que j'attribue au Plaiſir la plus grande partie des maux qui nous aſſiègent. L'Amour, préſent que la Nature fait aux hommes pour leur félicité, ſeme ſouvent d'épines le cours d'une vie languiſſante & malheureuſe. Nous voulons que le plaiſir nous accompagne ſans ceſſe ; il n'eſt plus pour beaucoup d'hommes un délaſſement de leurs travaux. Tandis que les uns appellent inutilement la volupté qui les fuit, d'autres lui ſacrifient avec une ardeur exceſſive, des beaux jours

[a] Pannard.

I. Partie   A

qu'ils obſcurciſſent dès leur aurore.
Cette dernière claſſe n'eſt pas long-
temps un objet d'envie pour la première : bientôt elles ſe réuniſſent & ne
forment qu'une maſſe d'hommes inutiles, dont les regrets ne peuvent ſou-
lager la ſociété, à laquelle ils ſont à
charge.

La Nature a toujours les mêmes attentions pour nous. Si les hommes ne
ſont plus ce qu'ils devroient être; s'ils
ne produiſent que des avortons chétifs;
ſi l'eſpèce dégénère enfin, ne nous en
prenons qu'à nous-mêmes, à notre in-
tempérance, à nos déréglemens. Un
homme qui s'eſt livré avec fureur &
enthouſiaſme à ce qu'on appelle la *jouiſſance*, avant l'époque marquée par la
Nature, donnera naiſſance à des enfans, qui mourront preſque en naiſſant,
ou qui, s'ils parcourent une partie de
leur carrière, laiſſeront après eux des

defcendans foibles, maladifs, plus oc-
cupés du foin de foutenir leur fragile
exiftence, que de l'efpoir de laiffer une
nombreufe poftérité.

Si nous obfervons la maffe des individus que forme quelques Nations
Européennes; quel fpectacle impofant !
Les campagnes offrent de toutes parts
de nombreux cultivateurs, dont les bras
robuftes arrachent à la terre fes productions; entaffés les uns fur les autres,
une quantité innombrable de citoyens
habite les grandes villes, & leur activité, foit pour le travail, foit pour le
plaifir, fait un fpectacle enchanteur; une
jeuneffe courageufe & bouillante, for-
mée à l'art cruel de la guerre, facrifiant
fes jours pour fervir la patrie.... Voilà
l'idée que prendroit d'une nation, un
homme tranfporté des deferts de l'Afrique en Europe. Si cet homme ne fe

laisse pas féduire par les apparences ;
fi au premier coup d'œil, il en ajoute
un fecond, plus réfléchi, plus philofo-
phique, qu'appercevra-t-il? La bonne
opinion qu'il avoit prife du peuple qu'il
examine, s'évanouira à mefure qu'il
aura fçu décompofer l'efpèce pour s'attacher à l'individu. Notre obfervateur
verra dans les campagnes des hommes
que la Nature avoit fait robuftes, mais
qui dégénèrent infenfiblement. Ceux qui
habitent les grandes villes, ne feront
plus à fes yeux que des êtres infortunés
fur lefquels la Nature jette encore de
temps en temps un regard tendre qu'ils
ne veulent pas appercevoir. Il verra
fortir de ces villes, des hommes efféminés, déjà vieux au printemps de
leur âge ; il les verra traîner fous les
drapeaux de Mars les infirmités qu'ils
doivent à l'Amour.

INTERROGEONS les Médecins; demandons leur ce qu'ils penſent de l'état actuel de l'eſpèce humaine, relativement à ſa conſtitution phyſique. Tout dépérit, répondront-ils ; une partie des hommes eſt languiſſante, parce que ces hommes ſont efféminés, qu'ils abandonnent volontairement leur tête aux vapeurs, aux maladies de l'imagination. Une autre partie eſt réellement malade, & elle ſeroit la plus à plaindre ſi ſes maux n'avoient pour cauſe les déſordres du libertinage.... Mais ceux qui ont le plus de droit à notre compaſſion, ce ſont les hommes infirmes qui portent la peine des fautes de leurs pères.

CETTE claſſe eſt plus nombreuſe qu'on ne l'imagine : elle comprend non-ſeulement les triſtes victimes d'un mal honteux, mais auſſi ces enfans infortunés qui doivent leur naiſſance aux derniers efforts d'un tempérament épuiſé. Elle comprend encore , cette claſſe immenſe , les individus malheureux , dont les membres flétris & difformes , prouvent la lubricité de leurs pères ; cette lubricité cruelle qui renverſe les ſtatuts de la Nature dans une fonction auſſi ſimple que reſpectable , pour jouir des plaiſirs de l'amour dans des circonſtances délicates & ſans aucun ménagement pour la poſtérité.

D'APRÈS cet expoſé , conviendra-t-on , qu'en effet , l'eſpèce humaine a dégénéré en Europe ? Ecoutera-t-on avec une ſorte de complaiſance , fondée ſur l'amour-propre , la voix de quelques hommes qui flattent nos paſſions , en répétant que nous valons phyſiquement nos Aïeux ? Un coup d'œil jeté ſur les hommes de nos jours s'oppoſera à ce qu'on ne croie ce qu'ils nous diſent..... Nous avons vu ce qu'il réſulte de l'examen des peuples exiſtans , je tons un regard fur ceux qui les ont précédés. Les Allemands font encore une nation robufte, qui furpaffe peut-être par fa conftitution les autres qui habitent l'Europe ; mais fa force répond-t-elle à l'idée terrible que Tacite nous donne de ces vigoureux Germains, qu'il décrit avec tant d'énergie ! Dans les peuples d'Italie, on ne reconnoit plus leurs infatigables ancêtres.... Les François reffemblent encore à leurs illuftres aïeux par leur courage & leur ardeur dans les combats, mais leur conftitution..... C'eft affez la faire connoître, en difant que le célèbre Linnæus a fait un tableau touchant des maux qui affligent l'efpèce humaine, & caufent fa dégénération en Suède, & que les Suédois font appellés les François du Nord. [a]

---

[a] *Nutrix noverca.* (La Nourrice marâtre.) La

» Qu'on life attentivement l'Hif-
» toire, dit M. de Balexferd (*a*),....
» On y découvre par comparaifon en
» mille endroits, cette vérité, que
» l'efpèce humaine a beaucoup dégé-
» néré. Si l'on vifite les arfenaux on en
» trouverá la démonftration, en ma-
» niant ces pefantes armures offenfi-
» ves & défenfives dont nos pèrés fe
» fervoient dans les armées. Quand
» on examine ces belles Statues anti-
» ques de grandeur naturelle, on **y**
» remarque que, dans la même pro-
» portion, avec d'autres traits qui

Satyre que M. Linnæus fait du luxe & des maux
qu'il entraîne, en commençant fa Differtation, fait
auffi celle de nos mœurs, puifqu'il fe plaint amè-
rement des ufages & des modes que fes Compatriotes ont empruntés des François, & qu'il leur
attribue des effets bien capables d'influer fur les
générations futures.

[*a*] *Differtation fur l'Éducation phyfique des enfans*, 1765. *I.* époque.

» n'ont pu changer, comme les yeux,
» la bouche, &c. elles ont toutes le
» cou plus large & plus fort, les bras
» plus gros, les jambes mieux four-
» nies, le tout ensemble plus musclé,
» en un mot, elles ont un caractère
» de virilité, que nos habiles Statuai-
» res ne donneroient pas aujourd'hui
» sans outrer la Nature. Peut-être,
» ajoute M. Balexserd, que si ces cé-
» lèbres Artistes se transportoient
» dans quelques montagnes de la Suisse,
» ils y trouveroient plus qu'ailleurs,
» de semblables originaux ; mais quoi
» qu'il en soit, & sans remonter ici
» à un temps aussi reculé que celui des
» Grecs & des Romains, il paroît
» très-constant que l'espèce humaine
» dégénère insensiblement en Euro-
» pe. »

M. Balexserd entre dans quelque
détails sur les causes & les circonstan-

ces auxquelles on peut attribuer cette dégénération, & fi je n'étois obligé de me reftreindre à mon objet, il me feroit facile, en y donnant quelqu'exten-fion, de démontrer que toutes ces cau-fes peuvent être rapportées au luxe, à la molleffe, & par conféquent à la dé-pravation des mœurs qui en eft une fuite néceffaire.

L'ÉDUCATION, cet objet intéreffant qui occupe aujourd'hui tant de zélés citoyens, devroit s'attacher pour le moins, autant au phyfique qu'au moral, & ce n'eft point par l'éducation des enfans qu'il faudroit commencer, mais par celle des pères, fi je peux m'ex-primer ainfi. En vain vous vous atta-cherez à former un tempérament ro-bufte à votre fils, fi vous n'y avez penfé même avant fa conception. S'il eft né foible & délicat, les foins que vous vous donnerez pour le rendre un peu agreſte influeront beaucoup ſur ſa conſtitution, mais ne la changeront pas entièrement. C'eſt à vous, hommes, qui voulez remplir les devoirs de la ſociété, qui voulez lui être utiles en y ajoutant de nouveaux individus, c'eſt à vous, dis-je, à examiner ſi vous en êtes dignes. Ne vous arrêtez pas à ces éclairs de tempérament qui s'élancent avec les premiers feux de la puberté.... Jeune homme, la Nature prépare en vous des germes pour la poſtérité, mais ne vous hâtez pas de les faire éclorre. Imitez-là, cette Nature qui prépare de nouveaux plaiſirs à vos ſens : les boutons tendres & délicats qui percent l'écorce d'un arbriſſeau ſe montrent peu à peu ; inſenſiblement ils s'épanouiſſent, les fleurs paroiſſent.... Elles ſe flétriſſent ſi une main ſacrilége y touche ; & les fruits qui devoient leur fuccéder ?..... N'y penfez plus jeune homme, tout eft perdu.

Vous, en qui l'habitude de jouir a rendu le plaifir néceffaire, vous à qui le libertinage & la débauche ont tenu lieu de volupté, vieillard impuif-fant qui voulez encore jouir ! ne faites plus accroire qu'une chaleur vive cir-cule dans vos veines ; n'épaifez pas les foibles reffources de la pharmacie & du charlatanifme pour réveiller des fens affoupis par des jouiffances exceffives & prématurées : ne confultez pas vos defirs, mais la Nature & vos forces ; fi vous pouvez être utile à la fo-ciété, ce n'eft point en lui donnant des hommes, qui dès le printemps de leur âge, annonceront la vieilleffe & a décrépitude.

Qu'on ne croie pas que je veuille bannir l'amour du cœur de la plupart des hommes : je defirerois au contraire que tous puffent en goûter les douceurs ; mais en même temps, mes vœux feroient remplis, fi en expofant le tableau des vrais plaifirs, les feuls avoués par la Nature, je pouvois faire abhorrer les débauches dangereufes dont les fuites font fi cruelles. Je gémis en jettant les yeux fur cette foule d'hommes libres, qui outragent la fociété en gardant un célibat volontaire pour s'égarer dans un cercle de vaines fpéculations..... Mais quels regards d'indignation ne doit-on pas jeter fur les hommes qui ne reftent ifolés au milieu de la fociété, que pour n'avoir aucun frein qui puiffe retenir leurs paffions ! Ils en font punis plus avancés en âge, mais les maux dont ils font accablés alors, vengent la Nature fans réparer fes pertes.

JE me croirois heureux, fi l'Ouvrage que je préfente aux hommes de tous les âges, pouvoit produire quelque bien, en mettant fous leurs yeux des vérités que les circonftances actuelles obligent de développer.

ASSEZ d'hommes éloquens ont élevé leurs voix contre les vices qui déshonorent l'humanité, mais le cœur de l'homme ne pourroit-il pas être comparé à ces fubftances malléables qui s'endurciffent fous le marteau? Combien de déclamations contre le crime deftructeur qui tue une partie des jeunes gens! Ont-elles produites jufqu'à préfent, par les menaces qu'elles emploient, la révolution que vient d'opérer le célèbre Tiffot par fon excellent traité de l'*Onanifme*? (*a*) D'où viennent ces

______

(*a*) L'*Onanifme*, *Differtation fur les maladies produites par la Mafturbation*, III.e édition, Laufanne 1764. Cet Ouvrage, un des meilleurs qui ait paru

effets différens ? C'eſt, j'oſe le dire, parce que la plus grande partie des hommes ne ſont ſenſibles qu'aux maux préſens. M. Tiſſot a effrayé les débauchés en jetant ſous leurs pas les victimes du libertinage & de la corruption : ceux à qui il s'adreſſoit ont frémi d'horreur, lorſqu'il leur a fait entendre les gémiſſemens des malheureux qui imploroient des ſecours ſouvent inutiles ; on a vu de jeunes perſonnes des deux ſexes conduites aux portes du tombeau par la maſturbation, appeller la mort comme le terme de leurs ſouffrances. Alors l'impreſſion terrible que firent des tableaux auſſi lugubres, peints par un grand maître, agit efficacement ſur les Lecteurs. Un

____

depuis long-temps, doit être regardé comme néceſſaire dans l'éducation : il eſt devenu en Allemagne un livre claſſique, & il eſt à ſouhaiter qu'il le devienne par-tout.

autre Médecin, ami de l'humanité, marchant fur les traces du célèbre Médecin de Lausanne, fit paroître un Ouvrage dans le même genre, & qui a pour objet les égaremens solitaires dans lesquels tombent de jeunes filles que la violence du tempérament porte au défordre. (a) Puisse le Traité de la *Nymphomanie* produire autant de bien que celui de l'Onanisme !

Animé du même zèle qui produifit ces deux Ouvrages, mais privé des lumières & des talens qui en diftinguent les Auteurs, j'offre le mien au Public comme le fruit des réflexions que j'ai fait fur le phyfique de l'Amour confidéré dans le Mariage.

On y verra les gradations que la

____

(a) *La Nymphomanie*, ou *Traité de la Fureur Utérine*, &c. &c. par M. D. T. de Bienville, Docteur en Médecine. 1771.

Nature obſerve pour amener l'enfance
à la puberté ; & en conſidérant les
précautions qu'elle a priſe pour que
ce changement ne faſſe pas de trop
fortes impreſſions ſur les corps, il ſera
facile de conclure que la Nature ne
nous a pas deſtinés au mariage dès
l'inſtant que nous nous en croyons capables. Si les jeunes gens peuvent
s'attacher à cette vérité , l'eſpèce
humaine aura fait un pas vers la perfection.

La Religion , les loix mêmes, nous
obligent de regarder comme illicites les
plaiſirs que les hommes ſe procurent
lorſqu'ils ne ſont pas autoriſés par le
mariage ; mais ſans avoir beſoin de ce
que la Religion & les loix preſcrivent à
cet égard , les lumières de la raiſon devroient ſuffire pour nous guider. Quels
contraſtes que les plaiſirs purs d'un
homme vivant au ſein de ſa famille,

heureux par lui-même , heureux par ſa femme & ſes enfans, oppoſés aux jouiſſances imparfaites & dangereuſes du célibataire !

LORSQUE l'homme & la femme s'uniſſent par le lien ſacré , reſpecté de preſque toutes les Nations , (excepté de celles qui ſont civiliſées) le but de cette union eſt de donner le jour à des enfans. Cette fonction auguſte n'eſt ſouvent pas facile remplir : les hommes de l'art ſavent qu'il ſe trouve des obſtacles , quelquefois invincibles , qui s'oppoſent à la génération , mais ce n'eſt point aſſez. Il réſulteroit un grand bien , ſi chacun avant de prendre les liens de l'hymen ou ſe deſtiner au célibat , ſavoit à quoi s'en tenir ſur ſon tempérament ; & c'eſt ce qu'on a tâché de développer & de mettre à la portée de tous les hommes , qui verront auſſi les moyens avoués par la Reli-

gion & la Nature pour rectifier plufieurs défauts, formant autant d'obftacles à la jouiſſance, & par conféquent
à la génération.

Sı je n'écrivois que pour les hommes éclairés, je n'aurois pas pris la
peine de parler des fuperſtitions qui
défolent des époux en troublant leurs
plaifirs : ces phantômes de l'imagination ont encore quelque crédit chez
le peuple, & il eſt eſſentiel de les
combattre.

Iɪ feroit inutile que je cherchaſſe à
me juſtifier aux yeux de quelques ames
timides, d'avoir traité le fujet préfent.
Je ne pourrois que répéter ce que l'on
trouve dans la préface que Venette
a mis à la tête de fon *Tableau de
l'Amour Conjugal* : Ouvrage qu'il prétend propre à éclairer les *jeunes gens*,
les *Vieillards*, les *Théologiens*, les *Ca-*

suistes, les *Confesseurs*, les *Juges*, les *Philosophes*, les *Médecins*, les *Femmes*, les *jeunes Filles*, les *Athées*, les *Débauchés*. MM. Tissot & de Bienville, dans la préface qu'ils ont placé à la tête des deux Traités dont j'ai parlé plus haut, ont exposé avec tant de vérité les raisons qui les leur ont fait entreprendre, que je ne pourrois rien dire après eux, pour démontrer que dans un siècle éclairé, mais corrompu, on doit attaquer les vices avec force. [*a*]

[*a*] Voyez la préface du *Tableau de l'Amour Conjugal*, page 11, jusqu'à la page 22.

Voyez aussi la préface qui est à la tête de l'*Onanisme*, pages 7, 8, & suivantes; & l'avant-propos de la *Nymphomanie*, pages 4, 5, & suivantes, de l'édition in-8.o

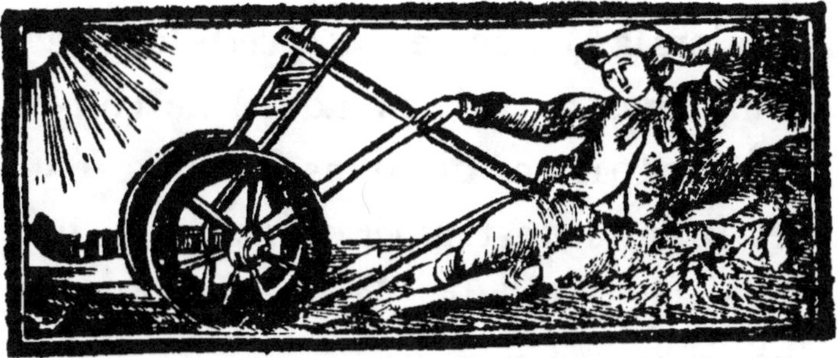

DE L'HOMME
ET
DE LA FEMME.

CHAPITRE PREMIER.

Des Tempéramens.

LEs livres sacrés nous étonnent quelquefois, par les paſſages qui nous donnent une idée de la multiplication de nos premiers pè-res : quelle fécondité, que celle des enfans de Jacob en Égypte ! Je crois qu'alors la Médecine, (car cette science commença avec le monde,) ne connoiſſoit pas ces diviſions & ces variétés infinies de tempéramens, que le luxe, la molleſſe, la débauche ont introduit parmi nous.

CETTE diſpoſition particulière du corps, produite par la combinaiſon des principes dont il eſt compoſé & qu'on nomme tempérament, influe beaucoup ſur les fonctions de l'ame & du corps, & on eſt perſuadé que dans le phyſique de l'amour, le tempérament joue le principal rôle. De-là, on eſt convenu que tel homme ou telle femme d'un tempérament donné, étoient peu propres à la génération ; tandis que d'autres par une nuance de couleurs plus ſombres, des yeux plus animés, un extérieur plus vif, font croire que ſemblables à ces hommes vigoureux qui ont peuplé la terre, ils pourroient ré-

parer les défordres d'un nouveau dé-
luge. Ces affertions générales , que l'on
tire à l'infpection des hommes , font
affez fouvent démenties par des cas
particuliers , & c'eft ce qu'il eft effen-
tiel de démontrer , dans un Ouvrage
qui traite de l'Amour avoué par l'Hymen , & non de l'amour confidéré
comme une paffion ardente , impétueu-
fe , qui n'ayant d'autre but que le
plaifir , le cherche dans des jouiffances *égoïftes* fur lefquelles l'Hymen n'ofe
jeter les yeux.

PARMI le grand nombre d'explica-
tions que nous ont donné les anciens
& les modernes fur ce qui conftitue le
tempérament , il eft affez difficile d'en
faifir une qui fatisfaffe entièrement.
Voici celle qu'en donne un illuftre
Médecin. (*a*)

(*a*) M. Quefnay , *Économie animale.*

» LES parties solides , dit-il , ont
» une force élastique par laquelle elles
» tendent à se resserrer ou à se rac-
» courcir lorsqu'elles souffrent quel-
» ques extensions ; nos vaisseaux di-
» latés par le sang qu'ils reçoivent dans
» le moment de la diastole , (*a*) ten-
» dent , indépendamment de leur ac-
» tion organique , à se contracter par
» le ressort de leurs parois ; ainsi leur
» ressort & leur action organique for-
» ment une double force qui agit dans
» la contraction des vaisseaux. Plus la
» force élastique des parois des vais-
» seaux est considérable , plus elle
» s'oppose à la dilatation , & plus elle
» contribue à la contraction des vais-
» seaux.

____

(*a*) On nomme ainsi l'état du cœur, lorsque ses
cavités sont dilatées ; la sistole est au contraire
la contraction des parois qui forment ces mêmes
cavités.

» feaux. On doit être fort attentif à
» ce reffort ; car il contribue beau-
» coup, felon qu'il a plus ou moins
» de trait, & felon qu'il eft plus ou
» moins excité, à varier & à modi-
» fier le jeu des vaiffeaux. On peut
» remarquer facilement ces différens
» effets du reffort dans un arc ; car un
» arc plus ou moins roide, plus ou
» moins grand , plus ou moins tendu,
» varie beaucoup le jet de la flèche,
» indépendamment même de la force
» plus ou moins grande de celui qui
» met fon reffort en action. Ainfi les
» effets des vaiffeaux ne doivent pas
» être les mêmes dans ceux qui ont
» des vaiffeaux fort amples, que dans
» ceux qui les ont ferrés : dans ceux
» dont les parois des vaiffeaux font
» fermes ou roides, que dans ceux où
» elles font molles & fort amples :
» dans ceux où les parois ont beau-

I. Partie. B

» coup d'élasticité , que dans ceux où
» elles en ont peu : dans ceux où l'ac-
» tion de ces parois est forte , que dans
» ceux où elle est foible. »

DE toutes ces variétés , qui sont si
remarquables dans les hommes, M.
Quesnay , fait venir les différens tempéramens qui apportent tant de diver-
sité dans les facultés méchaniques, animales & intellectuelles. Mais en admettant le sentiment de l'illustre Médecin que je viens de citer, il ne faut
pas croire qu'il faille renoncer totalement aux humeurs, qui selon les anciens & la plupart des modernes ,
constituent les variétés de tempéramens : les solides n'acquièrent la force
ou la foiblesse , la roideur ou la mollesse , le plus ou moins d'élasticité ,
&c. que par l'effet que produisent sur
eux les fluides qui les mettent en action. Ainsi on retrouvera toujours dans

les hommes sanguins un tempérament chaud & humide ; ceux chez qui la bile domine seront chauds & secs ; les pituiteux ou flegmatiques seront froids & humides, & ceux que les anciens nommoient mélancoliques seront d'un tempérament froid & sec. De la différence de ces tempéramens naît une plus ou moins grande aptitude aux plaisirs.

CE n'est pas seulement sur l'individu que l'influence du tempérament opère ; elle agit en quelque sorte sur l'espèce, ou du moins sur les descendans de cet individu. Nous verrons dans la suite de cet Ouvrage, que les attentions que l'on a d'assortir les alliances relativement aux idées reçues dans le monde, ne devroient pas tant occuper, qu'on n'apporte aussi quelque soin à assortir les constitutions, en écartant celles dont l'union peut être préjudiciable pour les fruits qui doivent en fortir. En propofant d'affortir les tempéramens, ce n'eft pas dire, qu'il faut donner à un homme une compagne dont la conftitution feroit analogue à la fienne exactement ; il en réfulteroit des inconvéniens qui font développés ailleurs. L'union de deux perfonnes mélancoliques , par exemple, feroit funefte aux enfans qui en naîtroient ; on en a des exemples. Souvent même il a fuffit que l'un des deux fut de ce tempérament pour opérer de mauvais effets. Quoique ce ne foit pas ici le lieu où je doive entrer dans certains détails, l'obfervation donnée par M. de la Barre, Médecin à Lille , m'a parue trop frappante pour être omife ici. Elle fera voir du moins, quelle influence a le tempérament fur la multiplication de l'efpèce , & ce qu'il peut

influer auffi fur l'un des époux ; à quel
point il peut enfin altérer une bonne
conftitution. M. de la Barre parle
d'une fille âgée de vingt ans, jouiffant
d'une fanté parfaite, qui s'étant mariée à un homme à peu près du même
âge, mais qui felon tous les fignes, étoit
fort mélancolique, eut au bout de trois
femaines la fièvre quarte, & quelque
temps après devint groffe. Elle porta
cette fièvre durant toute fa groffeffe,
& lorfqu'elle accoucha au terme ordinaire, elle étoit même dans l'accès. Elle fut délivrée de fon fruit
& de la fièvre, mais la fille dont elle
accoucha prit cette fièvre qui la con-
duifit au tombeau à vingt-deux mois.
M. de la Barre qui avoit vu cet enfant dans une grande maigreur, le ventre extrèmement tendu & dur, voulant connoître la caufe de cette dureté,
trouva, après fa mort, que la tumeur

qui fe faifoit voir & fentir depuis l'hy-
pocondre gauche jufqu'à l'aine du même côté, n'étoit autre chofe que la
rate qui occupoit tout cet efpace, &
pefoit neuf onces. (*a*)

JE me reftreins à cette obfervation,
forcé de ménager les hommes délicats,
pour qui l'image de la mort eft toujours défagréable...... Jetons un coup
d'œil fur les quatre principaux tempéramens, les feuls qu'on peut fuivre
avec une certaine exactitude, & en
écartant ce qu'il y a d'étranger à notre objet, donnons une idée des facultés que chaque individu, relativement à fa conftitution, peut avoir pour
la propagation de l'efpèce.

____

(*a*) Voyez *République des Lettres*, Juillet
1687.

Du Tempérament Sanguin.

Un corps ferme & vigoureux, une physionomie animée, les yeux ordinairement bleus, des chairs qui ne sont ni trop fermes ni trop molles, la peau souple & unie, une couleur vermeille, de l'embonpoint, des cheveux blonds ou châtains, des membres souples & agiles, peu propres néanmoins aux travaux pénibles & continus, des veines bleues, amples & tendues, dans lesquelles le sang circule avec facilité ; sont les signes qui annoncent l'homme sanguin.

Celui qui est de ce tempérament, a dans toute l'habitude du corps une chaleur douce, & des desirs ardens qui annoncent son goût pour les plaisirs, où le portent encore une gaieté naturelle, une imagination féconde, & beaucoup de penchant pour la société. Il exerce toutes ses fonctions avec une facilité admirable, & la transpiration sur-tout se fait aisément. Cette secrétion, qui influe sur la santé beaucoup plus que ne le croit le commun des hommes, est ce qui constitue le bon état des personnes du tempérament sanguin : elle entretient l'égalité du pouls, la vigueur du corps, une douce chaleur, un sommeil tranquille, pendant lequel on est bercé par des songes légers & gracieux, qui à l'instant du réveil offrent la riante image du bonheur, ou la perspective du plaisir. Si les occupations de la veille influent sur ce qui se passe durant le sommeil ; il n'est pas moins constant que l'imagination agréablement flattée par les songes, répand l'enjouement, la douceur, la vivacité sur celui dont le sommeil n'est qu'une suite de tableaux agréables. Aussi n'est-il point étonnant que l'homme sanguin soit naturellement doux, sensible, enjoué, vif, & que son inclination le porte sans cesse vers les plaisirs de l'amour & ceux de la table ; plaisir qu'il rend d'autant plus piquant, qu'il paroît être destiné à les embellir.

Doué de talens aussi séducteurs ; l'homme sanguin ne paroîtroit-il pas devoir exclure des mystères de l'amour les hommes qui n'ont pas le bonheur de réunir autant d'avantages ? Il aime avec beaucoup de délicatesse ; ce n'est point toujours la soif ardente des plaisirs qui le porte à les rechercher ; le cœur agit en lui aussi vivement que l'instinct. Plus sensible à une passion délicate qu'aux plaisirs destructeurs de la débauche, il devroit donc régner seul dans le cœur des femmes qui savent unir la décence aux charmes de la société. Mais les *titillations* voluptueufes qui agitent affez fréquemment l'homme fanguin, le rendent peu redoutable auprès des femmes qui favent fe défendre ; il veut, comme Céfar, voir & vaincre en un inftant. Par la même raifon qu'il eft plus propre à faire des connoiffances que des amis, il trouve plutôt à fatisfaire fes defirs dans l'ivreffe d'une paffion rapide & fouvent fans conféquence, qu'au milieu des plaifirs myftérieux d'un amour cimenté par des rapports & des liaifons qui ne s'accordent pas toujours avec fa vivacité, fon indifcrétion & fon inconftance.

ON peut juger d'après cette efquiffe, que l'homme fanguin eft fenfible en amour, mais étourdi ; qu'il n'aime pas la réfiftance, qu'il s'emporte aifément & fe calme de même ; que femblable au papillon, il voltige fur la première fleur qui s'offre à fa vue , mais qu'il s'y arrête peu. Le vif éclat de la rofe peut bien fixer un inftant le papillon au milieu de fon vol; mais , fi jaloufe des autres fleurs, elle veut le retenir, il faut qu'elle ouvre fon fein aux careffes de cet inconftant ; elle jouit du bonheur de le voir palpiter par l'excès du plaifir , elle le partage..... L'agitation & les tranfports de fon amant paroiffent lui jurer la tendreffe la plus vive & la plus durable...... Fleur charmante ! employez tout pour captiver celui qui cherche à s'échapper. Une douce langueur eft déjà répandue fur fes fens , bientôt l'ennui y fuccédera...... Vous voulez le retenir ? Il n'eft plus temps ! plus beau qu'il n'a jamais été , il agite doucement fes ailes & cherche à fe dégager. Il n'a point épuifé tout fon amour, il vole avec empreffement vers une autre fleur pour lui faire partager fes plaifirs. Mais ne craignez pas d'être méprifée, il eft inconftant, mais il eft bon. Peut-être va-t-il venir renouer fes engagemens ; ne vous re-fufez pas à de nouvelles careffes ; il eft auffi facile à rebuter qu'il eft in-conftant.

ON peut aifément reconnoître l'hom-me fanguin dans le papillon dont je viens de décrire le manége amoureux. Telle eft fa manière de fe conduire en amour : il n'a pas pour les plaifirs , cette force *athlétique* , dont la Nature a doué les hommes d'un tempérament bilieux ; mais réuniffant ce que l'amour a de plus doux , fes jouiffances ne font point troublées par la jaloufie , cette paffion funefte qui précède quelquefois la fu-reur dans les hommes bilieux. Il eft in-conftant! Voilà fon crime, qui devien-dra plus tard fon fupplice. La bonté de fa conftitution n'eft pas un titre pour vivre long-temps; la vivacité, la fenfibilité, & fur-tout l'inconftance, qui lui font propres, (car de-là, naiffent des defirs toujours nouveaux & qu'il peut fouvent fatisfaire) abrègent fenfiblement fes jours. [a]

DES hommes auffi aimables pour la fociété que ceux dont je parle, ne devroient-ils pas s'efforcer de conferver jufques au bout de leur carrière les qualités du corps & de l'efprit qui les font chérir ? La douceur, l'amé-

(a) La facilité que les perfonnes du tempérament fanguin ont à faire ufage de leurs talens, ne doit pas leur en impofer : les excès auxquels elles fe livrent quelquefois, développent en elles le germe de plufieurs maladies. Sans entrer ici dans un plus grand détail à ce fujet, on peut dire que la trifteffe, fuite affez commune de l'attachement aux plaifirs, devient une maladie très-grave chez l'homme du tempérament dont il eft queftion.

nité, la gaieté qui conſtituent leur caractère , les rendroient précieux dans l'état de mariage, ſi leur inconſtance n'y jetoit que trop ſouvent la diſcorde. Les complaiſances, les tendres careſſes d'une épouſe ne pourroient-elles pas adoucir ce penchant , qui porte un homme à chercher des faveurs dont l'hymen rougit ? Je me repréſente avec ſatisfaction, une femme aimable , qui ayant ramené ſon époux au milieu de ſa famille , par des attentions délicates qui , ſi j'oſe dire , ont domté le tempérament, jouit de ſon bonheur , dont elle connoît toute l'étendue.

Du Tempérament Bilieux.

Sɪ l'on en excepte une taille avantageuſe, & un gros embonpoint, que n'a pas ordinairement l'homme bilieux , tout en lui annonce la force. Ses os font gros & folides, fes mufcles bien marqués, fes chairs compactes ; fa peau aride & fèche eft d'un rouge foncé, brune, olivâtre, & quelquefois noire; les poils qui la couvrent & les cheveux font prefque toujours noirs & crépus; fon pouls eft grand, vigoureux, brufque; il a les veines groffes, faillantes, le fang bouillant, la bouche grande, les lèvres défféchées, l'haleine chaude & forte, les yeux noirs & perçans.

QUE l'on oppofe ce tableau à celui que l'on a vu de l'homme fanguin, & il fera facile de juger ce que doit être en amour l'homme bilieux. Toutes les paffions acquièrent ici une teinte plus forte ; c'eft le théatre où elles fe montrent avec le plus d'éclat, parce qu'elles ne font tempérées ni par la gaieté, ni par l'enjouement, comme dans les personnes sanguines. Leur colère , dit un Ecrivain moderne , [a] est celle d'Achille , leur haine celle de Coriolan ; leur amour tient de la manie , & cette passion, à laquelle un tempérament presqu'inépuisable les porte sans cesse , devient pour eux une affaire capitale. L'homme bilieux veut être aimé seul, parce que différent de l'homme sanguin , il aime , sinon avec constance du moins avec une passion extraordinaire , & qu'il est le plus vigoureux des hommes. Il conserve longtemps cette force supérieure ; il n'attend même pas qu'elle soit épuisée pour devenir jaloux , injuste , cruel. [b]

---

[a] M. Clerc , *Histoire Naturelle de l'Homme , considéré dans l'état de maladie.* Vol. I.

(b) La manière dont s'exécutent les fonctions naturelles de l'homme bilieux , suffiroit seule , & indépendamment du caractère constitutif, pour en faire des hommes peu concordans dans la société. Ils

CHEZ les Nations policées, ces vices, prévenus par la sagesse des loix,
ou adoucis par la nécessité des liaisons particulières, n'acquièrent pas ce
degré excessif qui empoisonne les plaisirs & conduit au crime. C'est chez les
peuples, dont les individus sont presque tous du tempérament bilieux, que
ces horreurs s'annoncent sous l'aspect
de la grandeur & du pouvoir despo-
tique.

L'AMOUR dans la Turquie, en Afrique, en Asie, est un tyran qui déchire

---

mangent beaucoup, digèrent promptement à la vérité, mais outre la constipation qui leur est propre,
le tissu de leur peau trop serré & compacte s'oppose à la transpiration. De-là vient qu'ils ont les
urines abondantes & chargées, la bouche amère,
qu'ils dorment peu, & que leur sommeil, souvent
interrompu par des songes effrayans, que produisent
les passions excessives, ne doit pas laisser après lui
l'état calme & tranquille qu'il procure aux hommes dont l'économie animale est agitée moins vivement.

les cœurs ; les plaifirs dont jouiffent les hommes barbares qui habitent ces contrées font affoiblis par l'autorité : (il n'en faut pas en amour !) les femmes qui fervent à leurs jouiffances, font des efclaves enfermées, victimes de la paffion brutale qui agite le defpote fous lequel elles tremblent, punies fouvent de mort fur le foupçon d'une infidélité ; les gardiens dépofitaires de leur vertu, ont été mutilés pour être affuré de leur continence....... Et les tyrans qui commandent cette foule d'efclaves jouiffent du vrai bonheur ! ... Gardons-nous de le croire.

.... Quel bonheur honteux, cruel, em-
 poifonné ,
D'affujettir un cœur qui ne s'eft point donné ,
De ne voir en des yeux dont on fent les
 atteintes ,
Qu'un nuage de pleurs & d'éternelles crain-
 tes ,

Et de ne posséder dans sa funeste ardeur ,
Qu'une esclave tremblante à qui l'on fait
  horreur ! (a)

Sɪ la félicité naît de l'amour ;
c'est lorsqu'il est dégagé de toute contrainte..... Le maître absolu, qui n'a
qu'à vouloir pour être obéi , & dont
les esclaves reçoivent , au milieu du
trouble & de la crainte , des caresses
qu'empoisonne l'esclavage, ne connoît
pas l'amour. L'homme qui dédaigne
ou méprise les plaisirs d'une union
assortie, & cherche par caprice , plus
souvent encore par ambition , des plaisirs en échange des richesses, ne connoît pas non plus l'amour. — Eh !
que m'importe ! dira-t-il, je connois
le plaisir. — Vous !..... *Les hom-*
mes achetés valent moitié moins pour

(a) Voltaire , *Orphelin de la Chine.* Acte III ;
Scène 4.

la gloire, & les femmes même pour le plaisir. (*a*)

LES talens supérieurs que les hommes bilieux ont pour la jouissance des plaisirs, ne sont pas infructueux ; ils sont de tous les hommes, les plus propres à la fécondité, s'ils s'exercent le corps en variant leurs occupations, s'ils peuvent adoucir les fougues de leur imagination, & sur-tout s'ils savent économiser leurs plaisirs. Toutes les femmes ne conviennent pas à l'homme bilieux, pour remplir le but qu'on doit se proposer dans l'union des sexes ; la femme sanguine est la compagne que doit prendre un homme dont les talens physiques s'annoncent à un degré éminent. (*b*) En

---

[*a*] *L'ami des hommes.*

[*b*] Cette règle ouffre quelques exceptions, & on les verra lors que je traiterai de la *Stérilité.*

effet, celle-ci, plus modérée dans ses transports, remplit avec plus d'exactitude le vœu de la Nature. Mais si l'on parvient jamais à concevoir qu'il faut des rapports & des convenances physiques dans le mariage, on se gardera bien d'unir un homme bilieux, avec une femme du même tempérament, je veux dire, avec la plus ardente de toutes les femmes. Ne dit-on pas communément dans un proverbe trivial, mais vrai, que le trop de vivacité s'oppose à la génération ? Et néanmoins les hommes agissent comme s'ils n'en croyoient rien. On a malheureusement oublié, que c'est d'une union assortie que naissent des enfans bien faits & bien constitués. Que l'on unisse un homme & une femme du tempérament dont il s'agit, je ne dirai pas que leurs plaisirs n'auront rien de piquant; mais est-ce seulement pour jouir que les fens s'épanchent dans le fein de la volupté ? Les tranfports dans cette union fe fuivent rapidement, une flamme dévorante r'allume fans ceffe les feux de l'amour ; la force de l'imagination , aidée par celle d'un tempérament robufte , élève le couple heureux..... Heureux ! il ne le fera pas toujours ; je vois une vieilleffe prématurée, engourdir, déffécher les fources du plaifir....... Je vois alors les époux malheureux , rappeller la volupté qui les fuit , & pour combler leur infortune , ils font privés du plaifir fuprême de rendre à la Nature les careffes qu'ils ont prodigués à l'amour. Epoux malheureux ! vous étendez vainement les bras , vous ne pouvez preffer contre votre fein , des enfans qui auroient fait la confolation , les délices de la vieilleffe qui vous glace.

Du Tempérament Mélancolique.

ON chercheroit preſque toujours inutilement la conſtitution mélancolique parmi les enfans & parmi les vieillards, ſur-tout à la campagne : elle ſe manifeſte avec toute ſa force à vingt ou trente ans, & les mélancoliques ne vivent guère plus de cinquante ans. Ce tempérament peut être conſidéré comme acquiſitif, puiſqu'on ne ne le trouve guère dans les campagnes : les villes peu conſidérables n'en fourniſſent pas beaucoup d'exemples ; mais malheureuſement pour le monde phyſique, on en rencontre à chaque pas, dans les grandes cités, où les homm espreſſés étroitement les uns contre les autres, ſemblent ſe diſputer l'air qu'ils reſpirent. [a]

––––––––––––––––––––––––––

(a) J'aurai occaſion de parler ailleurs des effets

SI dans une Capitale, j'obferve avec attention, (non pas dans les places ni dans les promenades publiques, car les hommes mélancoliques fuient la fociété) fi j'obferve, dis-je, les hommes qui s'offrent à ma vue, j'en verrai beaucoup de ce tempérament. Ils font aifés à reconnoître. Leur ftature eft grande ou moyenne, leurs cheveux font bruns ou noirs, leur vifage eft allongé; leurs yeux,

---

de l'air fur les Animaux; j'obferverai feulement ici qu'il eft prouvé que de 48000 pouces cubes d'air que l'homme refpire à chaque heure, il en abforbe 3692 pouces, & que vraifemblablement c'eft cet air qui paffe dans le fang, comme il a paffé dans le chyle, &c. Or, l'on voit de quelle néceffité abfolue il eft que les hommes ne fe *difputent* pas l'air, & que cet air foit pur & frais. On peut voir fur cet objet la *Phyfique expérimentale* de M. Defagulliers, tome II; l'excellente *Differtation* de M. de Sauvage, *fur les effets de l'air fur le corps humain*, II.e partie, §. I. Le *Mémoire fur le danger des inhumations dans les Eglifes*, par M. Haguenot, &c.

yeux, grands & langoureux dans la jeuneſſe, deviennent ſombres dans un âge plus avancé ; leurs joues ſèches, avalées, ſont recouvertes d'une peau rude, brûlée, noirâtre & quelquefois jaune. Leur corps eſt grêle, leurs jambes & leurs cuiſſes menues, leurs bras & leurs doigts effilés. Les hommes de ce tempérament ſont laids de viſage, quoiqu'ils aient été beaux dans leur enfance : ils ne nous paroiſſent tels, dans l'âge mûr, que par la maigreur, des regards un peu farouches & la couleur de la peau.

LES femmes du tempérament mélancolique diffèrent eſſentiellement des hommes de cette conſtitution : leur peau, quoique ſèche, eſt beaucoup plus belle ; leur démarche nonchalante a été priſe par quelques perſonnes pour de la grace & de la majeſté. Balzac diſoit en parlant d'une Nation où le

I. Partie. C

tempérament mélancolique eſt dominant, *on croiroit que ce ſont des Rei-*
nes qui ont épouſé leurs eſclaves.

L'HOMME mélancolique, eſt un
dangereux ſéducteur auprès des femmes,
parce qu'il poſsède au ſuprême degré
l'art de faire illuſion par ſon éloquence. Il a le ton perſuaſif, & réuſſit preſque toujours par le ſublime de ſon
imagination. Il ne la dirige pas continuellement vers les plaiſirs ; elle eſt
trop vive, trop exaltée pour être ten-
due avec uniformité : les actions héroï-
ques, les conquêtes, les entrepriſes
qui paroiſſent ſurpaſſer les forces humaines ſont de ſon reſſort ; mais auſſi
par un contraſte ſingulier, les ambitieux, les héréſiarques, &c. ont tous
été des mélancoliques.

CES hommes ne dirigent donc leur
imagination vers l'amour, que dans les
intervalles que leur laiſſent des projets,

qui à leurs yeux font d'une plus grande importance : mais fi cette paffion les occupe férieufement , ils abandonnent alors les idées qui y feroient difpara-tes , pour ne s'occuper que de l'objet qui les enflamme ; ils deviennent plus que jamais fombres, difficiles, rêveurs, inquiets, craintifs, méfiants, timides, jaloux , furieux..... On fait par des exemples horribles, jufqu'à quel point le mélancolique amoureux & irrité peut pouffer le défefpoir.

QUE n'eft-il poffible d'anéantir par gradations l'impétuofité de cette conf-titution malheureufe ! Elle n'eft pas dans la Nature, puifqu'elle fe trouve rarement dans les lieux où les hom-mes font plus rapprochés d'elle. Il faut donc regarder plutôt ce tempérament comme une maladie d'acquifition , comme un vice héréditaire , que com-me un tempérament propre à l'individu. Dans la suite de cet Ouvrage, on trouvera les moyens les plus propres à amortir, à domter s'il est possible, cette constitution, qui mérite à beaucoup d'égards qu'on fasse des efforts contre elle, & qui n'a pu devenir héréditaire, que par l'abus des plaisirs, l'abattement & l'épuisement qui en font comme une suite nécessaire. (*a*)

LE feu de l'imagination des mélancoliques ne suffit pas pour les rendre *habiles* à la propagation de l'espèce ; il faut aussi que les fonctions naturelles, (sur-tout les secrétions) se fassent sans trop d'irrégularité, & c'est ce qui se trouve assez rare dans les hommes de ce tempérament. Tout paroît être en

______

(*a*) Au chapitre de *l'Impuissance* & à celui de la *Stérilité*, j'ai exposé les moyens que l'on peut employer pour adoucir les effets du tempérament mélancolique : on y trouvera également ce qui convient aux personnes dont la constitution est bilieuse ou sanguine, ou phlegmatique.

désordre dans leur économie animale. Le mouvement du cœur & des artères est inégal ; presque toujours affamés, ils sont très-peu attentifs sur la quantité d'aliment qui leur convient ; aujourd'hui trop, demain pas assez, ils n'ont pas d'autre régime ; aussi leurs déjections, la transpiration insensible, les sueurs, (a) sont dans une irrégularité d'abondance & de suppression alternatives. Le moral correspond encore ici exactement au physique. Le mélancolique veut & ne veut pas d'un jour à l'autre, mais attaché opiniâtrement à sa volonté, il est excessif dans ses sentimens, tels qu'ils puissent être. Le même objet se peint différemment à ses yeux, selon qu'il est affecté, & ce qui opère en lui ce changement, (car

____

[a] M. Clerc que j'ai cité plus haut, dit que le mélancolique a plutôt des sueurs d'*expressions*, qu'une transpiration véritable.

C iij

quelquefois il paſſe d'un extrême à l'autre,) ſera l'effet d'un dérangement dans les fonctions naturelles, plutôt que celui du raiſonnement & de la réflexion.

D'UNE telle alternative de variations ſubites & continuelles dans l'homme mélancolique, doit réſulter des affections bien capables ſans doute, d'influer ſur ſa poſtérité.

LE mélancolique doit-il donc garder un célibat ſcrupuleux ? Il ſeroit peut-être à ſouhaiter que cela fût poſſible, mais l'expérience démontre le contraire.

J'AI obſervé, que les mélancoliques, lorſqu'ils étoient célibataires, devenoient ſujets à beaucoup de maladies, longues & cruelles ; on verra dans le Chapitre qui traite de la Puberté, de triſtes effets de la mélancolie. On peut donc permettre le mariage aux personnes de ce tempérament, mais il faut bien se garder de le faire contracter entre deux individus qui aient la même constitution. Les enfans, qui seroient les fruits d'une union aussi mal assortie, se ressentiroient tôt ou tard des vices physiques & moraux des auteurs de leur existence. Donnez à un homme mélancolique une femme du tempérament sanguin, ou à un homme de cette dernière constitution une femme mélancolique, si celle-ci veut absolument se marier. La différence des caractères, si elle ne s'évanouit pas peu à peu, diminuera sensiblement ; celui des époux qui aura la constitution sanguine, & par conséquent l'humeur enjouée, le caractère liant, l'imagination riante, employera ces heureux talens pour répandre la gaieté dans sa famille ; il corrigera le *sombre* du mélancolique ; ses enfans lui devront leur bonheur, & la patrie des citoyens utiles.

Du Tempérament Phlegmatique ou Pituiteux. (a)

Si je confidère l'homme phlegmatique, tout annonce en lui la Nature défaillante : quelques apparences trompeufes ne m'en impoferont pas fur fa foibleffe. Il a la taille avantageufe, parce que les fibres abreuvées par une

---

(a) Par homme phlegmatique ou pituiteux, il ne faut pas entendre toujours, l'homme, qui dit avec phlegme ce qu'on appelle de *bons mots* dans la fociété. Ceux-ci font très-différens au phyfique & au moral ; on en trouve, de ces phlegmatiques, dans les autres tempéramens comme dans celui-ci. J'ai vu un gros homme fanguin, très-fort, & fur-tout très-vif, qui dans une maladie aigue, me répétoit fans ceffe, qu'il étoit phlegmatique, qu'on le lui avoit dit cent fois, & qu'il falloit le conduire en conféquence.

férofité abondante , ont pu s'étendre & s'allonger. Ses chairs font lâches, molles , couvertes de graiffe , par la même raifon. Elles font blanches, garnies d'une petite quantité de poils blonds & fins. Ses cheveux font blonds ou châtains ; fon vifage rond , pâle, eft fouvent bouffi. Ses yeux , bleus & grands , devroient animer fa phyfionomie & lui donner de l'expreffion , mais ils font éteints ; leur regard eft humble & languiffant. Des lèvres pâles & décolorées , des vaiffeaux très-fins , dans lefquels circule lentement un fluide dont les principes paroiffent défunis ; enfin un corps foible , incapable de fupporter des travaux fatigans. Tel eft le portrait de l'homme pituiteux.

ON peut encore dire que l'homme de cette conftitution n'eft pas dans la Nature , puifqu'il eft affez rare dans

les campagnes, à moins que l'atmof-
phère, le fol, le régime, influant peu
à peu fur des individus peu actifs, n'y
faffent dominer cette conftitution lan-
guiffante.

ELLE doit, de même que la conftitution mélancolique, devenir commune dans les grandes villes, où l'air
fe renouvelle difficilement, où cet élé-
ment chargé de vapeurs, fouvent perni-
cieufes, n'a en quelque forte aucun reffort par lequel il puiffe agir fur la fibre
& lui en communiquer.

LES individus du tempérament pituiteux, incapables d'exécuter les mouvemens qui annoncent la force du
corps, le font auffi de produire les
chef-d'œuvres qui annoncent le génie.
Le moral correfpond au phyfique, &
certainement c'eft un bonheur. Des
fenfations vives, une imagination ardente porteroient le trouble dans la

machine, & détruiroient des organes trop foibles pour y réfifter. Le pituiteux ne connoît guère ces paffions fortes qui émeuvent, excitent, foulèvent, enflamment nos efprits. Il reçoit volontiers l'impreffion qu'on lui donne, mais elle l'échauffe rarement. Ce défaut de fenfibilité & d'activité lui rend l'imagination froide, la mémoire débile, &c. mais fon caractère, doux, affable, paifible, en un mot, fon indolence, ne le rend point à charge à la fociété..... Il l'eft peut-être à la Nature, car elle n'a point répandu les hommes fur la terre avec le germe de la mélancolie, & de la pituite...... Dépravation des mœurs ! luxe ! molleffe ! voilà votre ouvrage !

Trop de nourriture, fur-tout d'alimens vifqueux, &c. d'alimens tels que ceux que nos célèbres cuifiniers favent fi bien tourner contre nous ; l'ufage im-

modéré du vin, des liqueurs, le trop
de repos, le sommeil trop long, &c.
sont les causes ordinaires de l'abondance de la pituite.

LE pituiteux, trop foible pour tirer
sa subsistance du sein de la terre ; trop
foible pour oser entreprendre de servir
sa patrie les armes à la main ; mauvais
laboureur, mauvais soldat, pourra-t-il
être bon époux !..... » Les appetits des
» pituiteux semblent être émoussés,
» dit M. Clerc, les plaisirs de l'amour
» les affectent peu ; les femmes de ce
» tempérament ont peu de penchant
» pour les hommes, la continence
» n'est point en elle une vertu péni-
» ble, la plupart même se prêtent avec
» peine à ce qui fait le plaisir des
» autres ; elles ne sont pas nées sous la
» planète de Vénus. (a)

____

[a] *Histoire Naturelle de l'Homme malade*, tom. I.

IL y a néanmoins une remarque singulière à faire sur la constitution pituiteuse : les femmes chez lesquelles elle domine, & qui par conséquent n'ont que très-peu d'aptitude pour la jouissance, deviennent très-fécondes si elles sont unies à un hommes d'une constitution différente de la leur. Les hommes pituiteux au contraire, sont très-souvent incapables de féconder l'union des sexes, avec tel individu qu'ils s'unissent, à moins que leur constitution dominante soit corrigée par une nuance de quelqu'autre tempérament, ce qui heureusement, n'est pas rare.

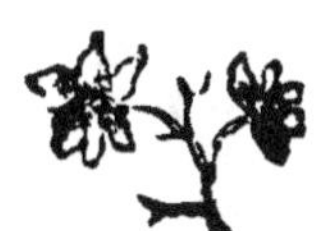

CHAPITRE II.

Réflexions sur le Tempérament, relatives au Célibat.

Et toi dans la Nature , égaré, solitaire ;
Ton être à l'univers ne tient par aucuns nœuds.
Dans ton ame glacée & triftement auftère
    Tu fens un vuide affreux. (*a*)

UN ami de l'humanité a toujours des fouhaits à faire ; il appartient feul à celui en qui réfide le pouvoir, de les réalifer. Si j'étois puiffant, je ferois une loi, non contre le célibat, mais j'oppoferois des barrières au zèle indifcret & deftructeur qui pouffe les pères & les mères à y deftiner leurs enfans, fans avoir, au préalable, étudié & fait en quelque forte conftater la

____
(*a*) M. Thomas. *Les Devoirs de la Société,* Ode.

force ou la foiblesse de leur tempérament.

JE me garderois bien de livrer aux horreurs de la solitude, l'homme sanguin, fait pour orner la société par son esprit & l'augmenter par ses talens physiques. Je croirois à chaque instant, entendre la Nature me reprocher une action barbare. Quoique l'homme bilieux paroisse être dévoué à la retraite, également comme le mélancolique ; les dispositions, le penchant souvent irrésistible qui les porte vers les femmes, leur rendroit la retraite un séjour de tristesse, source de plusieurs maladies. Les passions qui commençoient à germer, se développent, s'accroissent, s'étendent avec force dans la solitude ; elles minent peu à peu l'économie animale, & accélèrent les infirmités d'une vieillesse hâtive.

LE savant Commentateur d'Ocellus

Lucanus, (*a*) nous a tracé le plan d'un tribunal dont les fonctions feroient d'examiner les alliances qui pourroient être utiles ou nuifibles au public. Ocellus lui-même, veut qu'on évite les mariages imparfaits ; il appelle ainfi ceux qui fe contractent entre des perfonnes d'un tempérament foible, ou dans un âge trop tendre..... Que ne pourroit-on pas efpérer pour la perfection de l'efpèce humaine, fi aux objets intéreffans qui feroient du reffort de ce tribunal, on y ajoutoit le droit de connoître la véritable vocation des perfonnes qui fe deftinent au célibat ?

» L'HOMME , dont nous venons
» de faire le portrait, dit Venete, en
» parlant de l'homme bilieux , eft
» d'un tempérament fi chaud & fi
» amoureux, qu'il auroit beau avoir la

____

[*a*] *Ocellus Lucanus , en Grec & en François* , &c. &c. Par M. le Marquis d'Argens , Berlin 1762.

» vertu des personnes les plus saintes,
» sa nature lui donnera toujours une
» pente à l'amour des femmes : on au-
» roit plutôt éteint un grand feu avec
» une goutte d'eau, & l'on obligeroit
» plutôt un fleuve rapide à remonter
» vers sa source, que de corriger l'in-
» clination de cet homme........ Les
» Rois & le vin sont bien puissans,
» mais à dire le vrai, la femme l'est
» encore plus ; & il faudroit que
» Dieu fît un miracle, si on vouloit
» que cet homme-là corrigeât son hu-
» meur amoureuse. » (a)

Si Venette dépeint une jeune fille lascive, ses expressions, que je me garderai bien de rapporter ici, sont encore plus fortes.

Père barbare ! crois-tu par de per-

____

(a) *Tableau de l'Amour Conjugal*, 2.e part. chap. IV. art. 1.

fides careffes, ou des menaces empor-
tées, domter le penchant, le tempérament, la Nature même ? Non, ne t'y
trompe pas ; tu appelles en vain à ton
fecours les reffources de la médecine :
tu oppofes de foibles obftacles aux vues
de la Nature, qui commande à tous,
avec cette énergie dont toi-même tu
fentis la force. Les barrières pofées entre tes enfans & le monde, ne détrui-
ront pas entièrement le germe des paffions, fi tu le leur as tranfinis au moment de leur formation. Du moins, fi
la fureur d'immoler des victimes te force à la fatisfaire, choifis celles que la
fociété aura moins à regretter. Si, aux
fignes caractériftiques d'une conftitution
froide, tu remarques un éloignement
très-décidé pour ce lien fi doux, ce
lien général, qui unit l'homme & la
femme parmi les glaces du Nord, &
dans les climats brûlés, fous la Zone

Torride ; ſi enfin , ton fils ou ta fille redoutent , par des motifs tirés ſeuls de leur conſtitution phyſique , l'état du mariage , ne les force pas à l'embraſſer ; que retirés du monde , ils jouiſſent en paix de cette douce quiétude , que trouvent dans la retraite , les perſonnes que les paſſions ne peuvent émouvoir.

MAIS qu'il eſt indiſpenſable de ſavoir conſtater cet état d'inertie , ce ſilence abſolu des paſſions ! Il faut connoître les reſſources de la Nature , pour ſavoir juſqu'à quel point un tempérament inactif en apparence , peut ſe développer. Des parens , qui décident & qui font tout plier aux préjugés, ne voient, ou du moins feignent de ne voir , que ce qui s'accorde avec leurs vues....... On s'en rapporte encore à un Directeur ! Eh ! peut-il pénétrer toujours les motifs d'une retraite que l'on se croit nécessaire ? Peut-il ! Doit-il même entrer dans un examen pour lequel il n'a point les connoissances requises ? Un Médecin habile y est si souvent embarrassé !

J'AI vu, & je me le rappelle avec attendrissement, un monastère, à la tête duquel étoit une de ces femmes vertueuses, qui ne croient pas adoucir leur joug en le faisant partager, consulter un Médecin sur les jeunes personnes qui se destinoient à la vie religieuse. Tandis que de son côté elle étudioit le caractère des Novices, l'habile homme qui méritoit sa confiance, & dont la probité égaloit les lumières, s'attachoit à en découvrir la constitution dominante. Ce ne fut jamais infructueusement que ces deux personnes s'occupèrent du soin de séparer du monde, ou d'y réunir de jeune filles qu'on préfentoit au monaftère. (*a*)

QUE n'agit-on de même dans cha-que maifon religieufe ! Des maladies funeftes, n'y répandroient pas fi fou-vent le trouble & le défordre. Mille exemples prouvent fans replique, que le tempérament contraint, étouffé pen-dant quelque temps, ne peut jamais être anéanti, quoiqu'il foit poffible d'en adoucir la trop grande vigueur. «Pour-
» quoi, s'écrie un Naturalifte célèbre,
» pourquoi les paffions, qui ont leur
» fource dans le tempérament, font-

(*a*) Dans la plus grande partie des Couvens, on étudie plus le moral que le phyfique, & c'eft prefque toujours l'oppofé de ce qu'il faudroit faire. Les méditations, les longues lectures, les jeûnes rigoureux, enfin tous les moyens qu'on emploie pour s'affurer de la vocation, doivent néceffaire-ment la donner, du moins pour quelque temps ; mais fi on altère la févérité de la règle, la Natu-re reprend bientôt fes droits ; le reffort des or-ganes affoiblis, reprend fon élafticité, & de là au trouble des paffions, il n'y a qu'un pas.

» elles fi difficiles à maîtrifer ? Elles
» tiennent fortement à la machine, &
» par la machine à l'ame. Les paffions
» fe nourriffent donc, croiffent, & fe
» fortifient comme les fibres qui en font
» le fiége. Connoiffez-donc votre tem-
» pérament; s'il eft vicieux vous le
» corrigerez, non en vous efforçant de
» le détruire ; *vous détruiriez la ma-*
» *chine elle-même! ..... [a]*

NE fait-on pas, que des efforts que
l'on fait pour amortir la paffion qui fait
le fujet de cet ouvrage, (je parle fur-
tout des efforts phyfiques) il réfulte des
cataftrophes qui effraient la Nature ? On
en verra des exemples lorfque je traiterai de la Puberté ; & la fituation
de l'Hermite, qui après avoir facrifié

---

[a] *Contemplation de la Nature,* par M. Bonnet,
Vᵉ part. chap. V.

à son bonheur les parties qui le troubloient, & qui néanmoins n'en fut guère plus heureux, prouve la force du tempérament contre les ressources de l'art. En ouvrant les livres où est consignée la vie des hommes que la religion révère, n'a-t-on pas lieu d'être surpris... Quoi! des Anachorètes, éloignés les uns des autres, les forces du corps presque anéanties sous le poids des devoirs qu'ils s'imposoient; des hommes morts à la terre, étoient, malgré l'austérité de leur vie, tourmentés par les aiguillons de la volupté ?

AVEC quelle éloquence un Académicien nous dépeint les combats, qu'un des plus illustres Pères de l'Eglise avoit à soutenir dans la retraite, contre le monde & ses tentations !.......... « Ce » Saint Jérôme, dit-il, qui, né » avec une ame de feu, passa qua-

» tre-vingt ans à écrire, à se com-
» battre & à se vaincre : dont les
» mœurs furent probablement plus
» auſtères que les penchants ; qui dans
» Rome eut pour diſciples un grand
» nombre de femmes illuſtres ; qui
» entouré de la beauté, échappa aux
» foibleſſes ſans pouvoir échapper à
» la calomnie ; & qui fuyant enfin
» le monde, les femmes & lui-même,
» ſe retira dans la Paleſtine, où tout
» ce qu'il avoit quitté le pourſuivoit
» encore, tourmenté ſous la haire,
» dans le calme des deſerts entendant
» retentir à ſes oreilles le tumulte de
» Rome..... Tel fut dans le quatriè-
» me ſiècle le plus éloquent panégy-
» riſte des femmes Chrétiennes. Cet
» Ecrivain ardent & ſacré, & d'un
» génie impétueux & ſombre, adou-
» cit en mille endroits ſon ſtyle, pour
» louer les Marcelle, les Pauline,
» les

» les Euſtachium..... » &c. [a]

CROIT-ON que les hommes de notre ſiècle auront plus de force que ces hommes divins ? Gardons-nous de le croire ; c'eſt bien ici le cas de dire :

L'homme eſt trop foible, hélas ! pour domter la Nature ! (b)

(a) *Eſſai ſur le caractère, les mœurs & l'eſprit des Femmes dans les différens ſiécles*, par M. Thomas de l'Académie Françoiſe. 1772.

(b) Le fait ſuivant en eſt une preuve. Un ſoldat que l'on pendit il y a 30 ou 40 ans à Montpellier, eut le malheur un jour, de ne pouvoir détourner ſon imagination des deſirs amoureux qui le tranſportèrent. Il paſſoit par cette Ville ; il y rencontra, entr'autres, une fille qui portoit tranquillement ſur la tête, une cruche remplie d'eau. Cette vue fit ſur lui l'effet le plus prompt & le plus violent. Elle l'enflamma à l'inſtant de la plus ardente paſſion. Une fureur érotique le ſaiſit : il n'y peut réſiſter. Il renverſe la fille, il l'embraſſe, il la ſerre entre ſes bras, & ſans égard à l'heure, au temps, au lieu, ſe met à portée de ſatisfaire dans les ſiens, les deſirs qui l'agitent. On eſt étonné de ſa hardieſſe ; le peuple accourt

I. Partie. D

QUE les Médecins nous parlent avec franchise, il nous apprendront ce que peut l'art sur un tempérament robuste. Eh! de quels moyens n'est-on pas obligé de se servir pour soulager les malheu-reuses victimes d'une passion ardente ! M. Tissot rapporte qu'il a vu à Mont-pellier une veuve très-robuste, âgée de près de quarante ans, qui avoit joui très-souvent, pendant long-temps du physique de l'amour, & qui en étant privée depuis quelques années, tom-boit dans des accès hystériques dont on ne peut peindre l'état affreux. Elle per-doit l'usage des sens ; aucun remède ne pouvoit adoucir ni diminuer la fré-quence des accès. On ne pouvoit les faire finir que par de fortes frictions

---

on se jette sur lui, on le maltraite ; mais rien n'ar-rête ses desseins, même au milieu des coups qui pleuvent sur lui. *Anecdotes de Médecine.* Seconde édition. Anecd. CXCI.

des parties génitales : ce moyen étoit suivi d'un tremblement convulsif, qui dirigeoit ses efforts vers les parties irrités, & la malade recouvroit l'usage de ses sens, dès qu'une crise salutaire, (si je peux m'exprimer ainsi,) avoit remis le calme dans des organes aussi impétueux.

CETTE observation prouve évidemment ce que dit S. Augustin, que si l'on s'abandonne trop mollement aux plaisirs, ces plaisirs deviennent coutume, & cette coutume nécessité. Mais quelquefois aussi, ces accidens surviennent à de jeunes personnes que l'usage des plaisirs n'a pu corrompre, & dont l'imagination n'a jamais été enflammée par le moral de l'amour. L'on en verra un exemple lorsque je traiterai de la puberté. Zacutus Lusitanus, parle d'une fille qui tomboit dans un état affreux, & pour laquelle

tous les remèdes étoient inutiles. Cet
habile praticien eut recours à un pef-
faire âcre qui produifit le même effet
que dans la femme dont parle M.
Tiflet ; la malade fut guérie dans
l'inflant. Hoffman, (& cette obfervation vient ici fort à propos,) nous a confervé l'hiftoire d'une Religieufe qu'on
ne pouvoit tirer du paroxyfme hyftéri-
que , qu'en ayant recours à des moyens
fur lefquels je dois paffer légérement....
Il eft trifte d'entrer dans un certain
détail fur les fecours qui peuvent fou-
lager un tempérament irrité , lorfque
ces fecours font un outrage fait à la
Nature,

TANDIS que quelques hommes attaquent le célibat monaftique avec des armes téméraires , dont ils s'efforcent de
toucher jufqu'aux dogmes facrés de la
Religion, les Médecins en refpectant ce

que l'état peut avoir de bon en lui-
même, ne s'attachent qu'aux abus qui
s'y trouvent. Ils favent, comme je l'ai
déjà dit, qu'il y a des tempéramens
indomtables, & c'eft pour les perfonnes de cette conftitution qu'ils ont fait
voir les maladies que pouvoit faire
naître le célibat. Ils n'ont point confidéré cet état relativement à la population, ils ont feulement approfon-
di les défavantages phyfiques qui en
réfultoient pour chaque individu

Le père de la Médecine, Hyppocrate, dans fon Livre *Des maladies
des Vierges*, parle des accidens occa-
fionnés par la rétention du fluide fé-
minal. C'eft dans cet Ouvrage où il
confeille le mariage aux filles & aux
femmes veuves tourmentées de la mélancolie érotique, comme le feul remède propre à leur guérifon. (1)

____

[a] *Lib. de Virg. morb.*

GALIEN rapporte également à cette rétention nombre de maladies dont il fait connoître, par des observations frappantes, les suites funestes dans des sujets du tempérament le plus énergique. (*a*)

LE Docteur Jacques a donné une thèse dans laquelle il cite beaucoup de maladies produites par la privation des plaisirs vénériens. (*b*) Le Docteur Reneaume a traité le même sujet, aussi dans une thèse sur la *Virginité claustrale*. (*c*) M. Zindel a publié une dissertation

---

(*a*) *Des Part. Malad.* Livre VI. On verra dans la suite, des observations plus immédiatement liées à l'objet dont il n'est ici question que d'une manière générale.

(*b*) *An ex negato veneris usu morbi ?* 1722.

Cette thèse, traduite par M. de la Mettrie, se trouve dans les œuvres de ce Médecin.

(*c*) Cette thèse est encore indiquée par M. de la Mettrie.

dans laquelle il a raſſemblé des obſervations frappantes ſur les maladies
que peuvent produire une trop grande
chaſteté. M. de Sauvages a traité les
dangers de la privation des plaiſirs de
l'amour, pour les femmes dont le tempérament eſt incompatible avec la continence. Elles ſont, ſelon cet habile
Médecin, d'autant plus les victimes
de leur feu, qu'elles cherchent à le
cacher plus ſoigneuſement ; & elles
tombent dans la triſteſſe, l'inſomnie,
le dégoût, la maigreur, &c. Il ajoute, une obſervation qui fournit peut-
être, dit M. Tiſſot, l'exemple de la
plus rude épreuve, à laquelle le tempérament combattu ait jamais été ex-
-poſé. C'eſt celle d'une jeune fille, qui
dévorée par ſon feu, & conſervant
ſon ame pure avec une force étonnante, étoit ſujette à des pollutions,
même dans le temps qu'elle gémiſſoit

de son malheur aux pieds d'un Confes-
seur décrépit & dégoûtant.

C'est sur-tout dans le traité de
la Nymphomanie, (*a*) que sont expo-
sés avec force les accidens qui naiss-
sent d'un tempérament ardent, & d'une
imagination déréglée. L'Auteur, par
ses observations, y démontre combien sont difficiles à vaincre les obstacles qui s'opposent à la guérison de
la fureur utérine.

On y voit une demoiselle de seize
ans, qui ayant reçu l'éducation la
plus honnête, se prend de belle passion
pour un *rustre*, l'oublie ensuite pour
donner des scènes, de l'indécence la
plus marquée, vis-à-vis d'un jeune
homme dont la retenue ne fait qu'irriter ses désirs. Cette infortunée, aux

____

(*a*) *Traité de la Nymphomanie*, chapitres III.
& IV.

portes de la mort, fans que les Médecins d'une grande Ville raffemblés fe doutent de la caufe de fon mal, doit enfin fa guérifon, moins aux fecours de l'art, qu'à un mariage qui termine fes malheurs. (*a*)

CE traité offre encore le fpectacle horrible d'une infortunée, réduite au dernier période de la maladie, & qui après avoir été long-temps un objet de frayeur dans les maifons de force où l'on fut obligé de la renfermer, ne dût enfin fa guérifon qu'au courage dont s'arma M. de Bienville pour entreprendre une maladie compliquée à un degré auffi extraordinaire, & à fa perfévérance dans l'adminiftration des remèdes. (*b*)

UNE jeune perfonne de douze ans,

(*a*) *Idem.* Chap. V.
(*b*) *Idem.* Chap. VI.

D v

livrée à tous les excès de la débauche solitaire, par l'impression que fait sur elle ces lectures dangereuses dictées par l'impureté, aidée dans la destruction de son existence par les secours horribles d'une femme perdue, fait encore dans la Nymphomanie un tableau frappant qui fait frémir la Nature. On voit cette malheureuse victime de la dépravation des mœurs, enfermée dans une maison de force, confiée aux secours d'un habile Médecin, qui après trois années de traitement la rend à sa famille avec l'usage de sa raison....... Mais à l'aspect de la félicité dont jouit sa sœur, mariée durant son absence, l'infortunée retombe dans les mêmes accidens ; on la relègue dans l'affreuse retraite d'où elle étoit sortie, avec d'autant moins d'espoir de guérison, qu'à la fureur excessive qui agitoit cette malheureuse, a succédé un état d'imbécillité, peut-être moins susceptible encore des secours de l'art. (a)

La dernière observation que je citerai est encore l'histoire d'une demoiselle *métromaniaque* pour laquelle furent employés tous les remèdes que l'on crut capables de la guérir : un Médecin, homme d'esprit, connoissant leur insuffisance, abandonne les secours physiques pour s'attacher aux moraux ; il attaque avec douceur l'imagination, & termine la cure en acceptant avec joie la main de la demoiselle, que les parens lui offrirent comme un gage de leur reconnoissance. (b)

Après des exemples aussi frappans de l'empire des passions sur l'écono-

---

(a) *Idem , ibidem.*
(b) *Idem , ibidem.*

mie animale, croira-t-on que la Médecine puisse fournir les moyens de les domter? Croira-t-on que si la Nature n'a pas donné aux hommes des secours efficaces contre la fureur d'une passion amoureuse, ces secours sortiront des laboratoires de nos Chymistes, & viendront à la voix qui les appelle, répandre l'engourdissement, le froid, l'insensibilité sur des êtres destinés, par le Créateur, à multiplier le chef-d'œuvre de sa magnificence? Croira-t-on que ces *Électuaires de virginité*, *ces Opiates de sagesse*, dont on retrouve les compositions dans plusieurs Pharmacopées, aient la vertu de détruire, comme par enchantement, l'attrait qui porte un sexe vers l'autre depuis l'origine du monde? le lien qui unit les individus en faisant leur bonheur?... Je ne crains pas de le dire, s'il existoit un livre dans lequel fut consigné

le moyen affreux d'ôter, en quelque
forte, aux hommes le fentiment de leur
exiftence, les loix devroient févir
contre lui ; un tel livre détruiroit la fociété ; plus de defirs, plus d'alliances.....
Que fais-je ! au période où eft parvenu aujourd'hui une partie des hommes ;
à ce degré d'égoïfme, produit par une
philofophie feche, exclufive, qui ifole
chaque individu...... . Que fais-je, fi
beaucoup d'hommes ne recevroient pas
avec joie, le moyen de n'exifter que
pour eux feuls !...... Défions-nous des
écarts de l'efprit humain, en nous rappellant l'égarement étrange de quelques hommes, qui volontairement fe
font privés des organes par lefquels ils
exiftoient pour la fociété. N'oublions
pas que ces hommes ont eu des dif-
ciples qui ont partagé leur état, en
portant également fur eux une main
facrilège.

Nous verrons en parlant de la puberté, des hommes, qui ont froidement ſacrifiés a une prétendue tranquillité, les organes qui la troubloient. La Religion chrétienne a eu malgré elle, des ſectes entièrement compoſées de ces hommes mélancoliques & cruels. Un certain Valleſius en forma une qui ſoutint, que bien loin que la mutilation fut un obſtacle au Sacerdoce, comme le Concile de Nicée l'avoit déclaré, il étoit au contraire abſolument néceſſaire d'être Eunuque pour l'exercer. Non-ſeulement ces fanatiques pratiquoient ſur eux-mêmes le cruel exemple d'Origène, mais encore ils réduiſoient dans ce triſte état, tous ceux qui avoient le malheur de tomber entre leurs mains. (*a*)

[*a*] Voyez le ſavant *Traité des Eunuques*, attribué à M. Charles Ancillon, I.e partie, chap. V.

DES fanatiques, qui foutenoient à peu près les mêmes erreurs, reparurent dans différens siècles, & troublèrent la société. Les Agyniens ne prirent point de femmes, foutenant que Dieu n'étoit pas l'Auteur du Mariage ; les Abſtinens, que l'on vit dans les Gaules & en Efpagne, fur la fin du IIIe. siècle condamnoient également l'union conjugale ; (*a*) & dès le premier siècle de l'Eglife, quelques hérétiques foutinrent cette erreur monſtrueuſe. (*b*) Rien n'approche peut-être de l'inconféquence des Abeloniens, forte

---

» Les Valleſiens forçoient tous ceux qui tomboient » entre leurs mains à fe faire eunuques, car lorf- » qu'ils ne vouloient pas le faire eux-mêmes, on » les lioit fur un banc, & on leur coupoit les par- » ties viriles. » *Idem.* chap. VI.

(*a*) Voyez le *Dictionnaire Encyclopédique,* au mot ABSTINENS.

(*b*) S. Paul blâme cette Secte dans quelques-unes de fes *Epîtres à Timothée.*

d'hérétiques qui parurent aux environs d'Hyppone en Afrique : l'opinion & la pratique distinctive de ces insensés, étoit de se marier, & cependant de faire profession de s'abstenir de leurs femmes & de n'avoir aucun commerce charnel avec elles. (*a*) On peut penser que ces sectes durent naturellement se détruire d'elles-mêmes. On sait les motifs qui déterminèrent Combabus à se défaire des parties viriles, & l'événement prouva que sa précaution avoit été fort sage ; mais le comble de l'extravagance fut dans les amis de cet infortuné jeune-homme, qui au rapport de Lucien, se firent eunuques volontairement pour le consoler en partageant sa situation. (*b*) Enfin

─────────────

(*a*) S. Augustin, *De hæres.* Voyez aussi le *Dict. Encyclop.* au mot APELIENS.

(*b*) L'esprit humain, lorsqu'il produit une extraon a vu des hommes, qui, victimes d'un préjugé long-temps accrédité, se sont fait eunuques, en croyant se garantir de la lèpre & de la goutte, maladies dont on croyoit à l'abri ceux qui étoient privés de leurs parties viriles. (*a*)

JE n'ajouterai qu'une réflexion à ces faits. Le fanatisme, l'amour de la tranquillité, la crainte d'une maladie, ayant suffit pour exciter les hommes à porter sur les organes de leur virilité

---

vagance, ne s'arrête pas volontiers ; cette conduite des amis de Combabus a servi de fondement à une coutume qui s'observoit tous les ans, de mutiler plusieurs personnes dans le temple que Stratonice & Combabus avoient fait bâtir. Voyez le *Dictionnaire* de Bayle, au mot COMBABUS ; le *Traité des Eunuques*, I.e partie, chap. VI ; Lucien, de la traduction de M. Dablancourt, tome III.

(*a*) Voyez Mezeray, *Vie de Philippe Auguste* ; *Questions notables de Droit*, par M. le Prêtre ; *Traité des Eunuques*, loco citato.

des mains hardies, & à détruire ces
mêmes organes par une opération cruelle, douloureuſe & d'où la mort pouvoit réſulter ; que ſeroit-ce, s'il étoit
au pouvoir des hommes d'anéantir leur
puiſſance générative, par un moyen
facile qui remplît leurs vues, ſans
qu'ils euſſent à craindre les douleurs
qui accompagnent une opération auſſi
cruelle ?

CHAPITRE III.

Des Moyens que l'on croit capables de domter l'Amour.

» EN quelque lieu que vive un
» homme lascif, dit Venette, il
» est toujours embarrassé de son tem-
» pérament amoureux. La vertu ne
» peut rien où l'amour agit naturelle-
» ment, & la Religion même a trop
» peu de pouvoir sur son ame pour re-
» tenir ses premiers mouvemens, &
» pour vaincre sa complexion, qui lui
» fournit à toute heure des objets dont
» son imagination est échauffée. » [a]

____

[a] *La Génération de l'Homme*, &c. deuxième
partie, chap. V. art. 4.

Pour appuyer ce passage de Venette, on peut
lire le chap. XXX. du livre 10. des Confessions de
S. Augustin : on y verra que le jeûne, les ma

Après avoir parlé ainsi, est-il étonnant
que ce Médecin ne marque que peu
de confiance dans les remèdes qu'on
emploie pour domter le tempérament ?
Il en accorde néanmoins trop à quelques-uns, parce qu'il en a parlé selon
les Anciens, qui jugeoient très-souvent
un remède d'après des idées superfti-
tieufes, plutôt que par l'analyfe & les
vraies propriétés.

Si je demande s'il y a des moyens
efficaces pour domter l'amour, on répond en me nommant une foule de remèdes, & l'on vante fur-tout la puiffance
merveilleufe de l'*Agnus-caftus*, fi répandu dans les lieux confacrés à la

---

cérarions, &c. ne pouvoient s'oppofer à ce que
les chofes réelles, qui frappoient les yeux de ce S.
Evêque, ne fiffent en lui de vives impreffions
pendant le fommeil......: *Tant l'illufion de ces vains
phantômes*, dit-il, *a de pouvoir fur mon corps &
fur mon efprit pendant le fommeil !*

continence. Nous verrons ſi l'efficacité de cet arbriſſeau eſt auſſi ſûre qu'on le prétend ; mais quand cela ſeroit, faudroit-il l'employer tout-à-coup, pour domter une conſtitution que l'on ne peut changer ſubitement ſans y introduire des maladies graves ?

LE tempérament peut varier quelquefois par des cauſes dépendantes du climat, du régime, des occupations, &c. mais il faut du temps pour que cela s'exécute. Le tempérament des habitans de la Grèce a paſſé en France ; on le retrouve chez les Suédois, qu'on appelle, par cette raiſon, les François du Nord ; avant cinquante ans, ſelon M. Clerc, ce même témpérament deviendra celui des Ruſſes. Les Pariſiens d'autrefois étoient ſérieux, peut-être triſtes..... J'aime le Pariſien, diſoit l'Empereur Julien, parce qu'il eſt ſérieux & grave comme moi. Voilà des tempéra.

mens Nationaux entièrement changés ;
je n'ose décider si c'est à leur avantage
à tous égards ; mais qu'il a fallu de temps
pour opérer ces métamorphoses ! C'est
l'ouvrage des siècles, & non celui des
rafraîchissans, des calmans ! Lorque je
considère les efforts que font les maîtres
d'éducation pour briser subitement le
tempérament de ceux de leurs élèves
qu'on destine au célibat, je crois voir des
enfans jeter des grains de sable dans un
torrent rapide, dans l'espérance d'en arrêter le cours ; je crois voir ces mêmes
enfans s'efforcer d'enlever à la terre,
avec des mains foibles, un chêne ma-
jestueux qui a vu naître leur père. Ils
ne pourront seulement troubler l'eau,
ni ébranler le colosse qu'ils attaquent.

IL n'en est pas de même des remèdes
qu'on emploie pour dompter la constitution de l'homme ; ils ne l'anéantiront
pas, mais ils feront des ravages af-

freux. Ne changeons rien avec préci-
pitation, a dit le Père de la Médecine,
ou il en réfultera des maladies, auxquelles il fera difficile de remédier. (*a*)

POURQUOI ? C'eft parce que
l'homme naît avec une conftitution
primitive, qu'il faut adoucir fi elle s'oppofe à fon bonheur, mais par degré,
fans rien irriter, fans employer des
moyens, qui fans remplir les vues que
l'on a, troubleront l'économie animale,
en jetant la langueur, la foibleffe,
dans les fonctions naturelles ; l'épaif-
fiffement, la ftagnation dans les humeurs ; l'obftruction dans les vifcères ; l'imbécillité dans les fonctions de
l'ame.

LES moyens qu'on emploie ordinairement pour diminuer l'ardeur qui por-

(*a*) Section II. aphoris. LI.

te aux plaisirs de l'amour, sont les narcotiques, remèdes qui engourdissent, &
jettent celui auquel on les administre
dans la stupéfaction ou stupidité. On
croit qu'en procurant un sommeil lé-
thargique on ôte aux organes qui filtrent & préparent la liqueur prolifique leurs facultés. On a raison, mais
on devroit se rappeller aussi, que les
somnifères agissent également sur toutes les fonctions animales, & même sur
celles de l'esprit. Les Grecs ont nommé ces remèdes *hypnotiques*, & les ont
regardés, ainsi que les narcotiques, comme des remèdes dont la vapeur sub-
tile, nuisible, & *ennemie de Nature*,
diminue ou empêche entièrement le
mouvement & le sentiment des parties
solides. Ils regardoient comme poisons
des substances, qui en diminuant la circulation, supprimoient les secrétions,
ôtoient l'appétit, faisoient perdre la
mémoire,

mémoire, procuroient à la vérité le sommeil, mais excitoient des songes tristes, remplis de visions effrayantes. Il n'y a rien selon Féderic Hoffman, de plus capable dans la Nature de rendre promptement hébété & stupide un homme de bon sens & d'esprit, que l'usage des narcotiques. C'est une expérience certaine & incontestable, dit encore Hoffman, que les anodins pris en trop grande quantité par les enfans, leur font contracter une stupeur d'esprit & de mémoire, qui dure très-long-temps. (*a*)

ON ne fait pas toujours usage des narcotiques & des somnifères, tels que ceux que fournissent la mandragore, la *bella-dona*, le *stramonium*, la pomme d'amour, la jusquiame, & plusieurs au-

____

[*a*] Voyez le *Dictionnaire universel de Médecine*, &c. à l'article *NARCOTICA*.

I. Partie. E

tres que la témérité & l'ignorance ont
fait employer fans connoiſſance & fans
diſcernement. On a plus ſouvent recours
à d'autres compoſitions dans leſquelles
on fait entrer l'opium, & qui par-là
ſeulement, peuvent devenir funeſtes.
L'opium ! moyen terrible de procurer
du repos à un corps agité : remède que
les Médecins ne peuvent employer avec
trop de circonſpection, & qui faiſoit
trembler Galien chaque fois qu'il avoit
à l'adminiſtrer. (*a*)

[*a*] L'Opium, ſi l'on en croit beaucoup d'Ecri-
vains, agit bien différemment ſur les hommes. On
fait l'uſage immodéré qu'en font, dit-on, les Egyptiens, les Turcs, & on dit que l'opium eſt pour
eux un *aphrodiſiaque* qui augmente la joie & le
courage en procurant une ſorte d'ivreſſe particul-
lère. Nous verrons ailleurs que ces peuples, &
ſur-tout les Chinois, prétendent en tirer parti pour
s'exciter à l'amour. Wedelius aſſure, dans ſon traité
de Opio, que l'opium cauſe aux perſonnes d'un
tempérament chaud, des pollutions nocturnes, &
un priapiſme continuel. Il eſt donc contraire, même

Si j'avois besoin du suffrage des anciens, Scribonius Largus, Celse, Aëtius, Dioscoride, Plutarque, &c. me fourniroient des armes contre ces remèdes funestes, qui ont tant d'influence sur le corps & sur l'esprit, lorsqu'ils sont administrés mal-à-propos.

Le *Vitex*, ou *Agnus-castus*, doit la réputation dont il jouit, à l'usage qu'en faisoient les anciens. Dioscoride (*a*) nous apprend que les Dames d'Athènes s'en servoient aux cérémonies que l'on faisoit en l'honneur de Cerès. Elles dressoient avec les branches &

---

pour remplir l'objet que l'on a, lorsqu'on le fait prendre pour appaiser la fougue des desirs vénériens. Nous examinerons au reste, en parlant des remèdes que l'on croit propres à exciter à l'amour, ce que l'on dit des effets merveilleux de l'opium, & ce qu'il en faut croire.

[a] *Commentaire de Matthiole, sur le 1. livre de* Dioscoride. Chap. CXVI.

E ij

les feuilles de cet arbriſſeau , les lits auxquels elles donnoient leur chaſteté à garder , parce que c'étoit une opinion répandue parmi elles , que l'odeur de l'*agnus-caſtus* combattoit les penſées amoureuſes , & écartoit les ſonges laſcifs.

ARNAULD de Villeneuve , a été plus loin; il aſſure , avec une confiance ſingulière dans un homme inſtruit, qu'un remède infaillible pour conſerver la chaſteté , eſt de porter habituellement un couteau , dont le manche ſeroit fait avec le bois de l'*agnus-caſtus*.

LE préjugé que les anciens ont eu ſur ce végétal a paſſé juſqu'à nous , & en fait uſage dans les Monaſtères, intérieurement & extérieurement, des ſemences & des feuilles de cet arbre merveilleux. Quant à l'application des branches en forme de ceinture , je ne vois pas qu'il y ait aucun mal ; elles rempliroient même les vues que l'on se propose, si le proverbe qui dit *intention fait tout*, étoit fondé sur la vérité. L'usage que l'on fait de la graine intérieurement est peut-être moins indifférent.

ELLE a, si l'on en croit ceux qui vantent ses miracles, la propriété d'anéantir les desirs, en tuant, pour ainsi dire, le corps & l'esprit. Heureusement pour le bien de l'humanité, les vertus extraordinaires de cette graine ne sont pas mieux avérées que celles des branches. M. Chomel, Médecin du Roi, de l'Académie des Sciences, convient que la sémence de l'*agnus-castus*, dont on a fait une émulsion avec l'eau de nénuphar, est utile pour calmer les accès de la passion hystérique, mais il est fort éloigné de croire que ce remède soit capable de réprimer les

mouvemens impétueux de la chair.
» Un Pasteur, d'une piété consom-
» mée, & d'un zèle apostolique, dit-
» il, (en parlant de M. Chomel,
» Curé de St. Vincent de Lyon) a
» fait beaucoup valoir dans ses *Let-*
» *tres*, & dans son *Dictionnaire Eco-*
» *nomique*, un remède qu'il compo-
» soit, & qu'il regardoit comme un
» secret infaillible pour conserver la
» chasteté : je défère beaucoup à son
» témoignage, mais je n'ai pas en-
» core d'assez sûres expériences de ce
» remède pour l'établir comme un
» spécifique, capable de procurer une
» vertu si difficile à pratiquer sans le
» secours d'une grace surnaturelle.»[a]
Eh ! que seroit-ce d'une plante qui auroit la propriété d'empêcher non-seu-

______

(a) *Abrégé de l'histoire des Plantes usuelles*, &c.
troisième édition, vol. I.

lement les defirs, mais encore de s'oppofer à la création, à la filtration de
cette liqueur précieufe qui annonce la
force, la fanté, & à laquelle on les doit
peut-être. Non, la Nature n'a pas mis
fur la terre une plante qui pût placer
l'homme de beaucoup au deffous de
la brute; la Nature n'a pas dicté les
loix des myftères de Cerès; elle n'a
pas mis dans la main d'un tyran, le
glaive cruel qui doit priver l'homme
de la moitié de fon exiftence; elle n'a
pas non plus accordé à l'*agnus-caftus*
des vertus qui feroient fi funeftes à
l'humanité !

ON place auffi le *Nénuphar* (a) au

___

[a] Il y a deux efpèces de *Nénuphar* ou *lis d'étang* :
celui dont il eft queftion, eft le *Nénuphar blanc.*
(*Nymphæa alba*.) On l'emploie comme humeétant &
rafraîchiffant ; il eft auffi narcotique, & par conféquent propre à calmer le trop grand mouvement des
humeurs.

E iv

rang des moyens capables d'appaiser les
desirs amoureux. Pline dit, (*a*) que
ceux qui en prendront pendant douze
jours, se trouveront incapables de con-
tribuer à la propagation de l'espèce ; &
que si l'on en use l'espace de quarante
jours, on ne sentira plus les aiguillons
de l'amour. Il seroit inutile de rapporter les raisons données par les Anciens,
pour prouver l'efficacité de cette plante,
& comment la froideur jointe à la sé-
cheresse fait tarir les sources de la génération. Plusieurs Médecins, qui
même dans l'administration des anti-
vénériens emploient encore le nénuphar, ne s'en servent que comme un
moyen de faire parvenir à la vessie une
liqueur mucilagineuse, afin de rendre
l'urine moins piquante, & de diminuer
ainsi la sensation douloureuse que,

____

[*a*] *Histoire du Monde*, livre XXV, chap. 7.

fans cela, fon paffage exciteroit à l'u-
réthre. « Ce n'eft que dans cette vue,
» dit M. Gardane, que j'ai confeillé
» le nénuphar, racine vifqueufe &
» mucilagineufe. Il feroit aujourd'hui
» ridicule de compter fur la vertu
» antiaphrodifiaque de cette plante,
» encore moins fur celle du firop
» lourd & dégoûtant qu'on en pré-
» pare. (*a*) C'eft d'après le raifon-
nement & l'expérience, que M. Gardane apprécie les vertus du nénuphar :
l'on peut en croire un Médecin dif-
tingué par fes talens, & auquel l'humanité doit des ouvrages, où l'on découvre le but eftimable que l'honnête
homme doit toujours fe propofer, celui d'être utile.

(*a*) *Recherches Pratiques fur les différentes manières
de traiter les maladies Vénériennes*, 1770, chap.
XIII. §. IV.

E v

QUELQUES Auteurs, en décrivant les vertus imaginaires de la plante dont il est question, ont dit assez mal-adroitement, que les Turcs en font macérer les fleurs dans l'eau, s'en frottent les narines, & boivent beaucoup de cette infusion. Ces hommes robustes, qui mettent leur félicité présente & à venir dans la jouissance du physique de l'amour, se serviroient-ils de cette plante, s'ils avoient observés qu'elle fût capable d'altérer & diminuer sensiblement leurs plaisirs ?

L'OBSERVATION suivante, prouvera moins la vertu du nénuphar, que le pouvoir de l'imagination dans un homme simple & crédule.

UN artisan ayant un panaris, fut dans un de ces hôpitaux où l'indigence trouve des secours, pour y demander quelques emplatres en grande réputation dans le pays. La *Sœur* qui avoit le département de la pharmacie, fut obligée d'entendre quelques propos libres, que lui tint un jeune homme qui accompagnoit le malade. On s'en plaignit au Chirurgien de la maison, qui se trouvoit dans la salle; celui-ci dissimula, retint les deux hommes, & sous prétexte de charité leur fit proposer une *pitance*; ce qu'ils acceptèrent volontiers. Le repas fait, il dit gravement, en s'adressant à l'égrillard; « *mon ami,* » *tu peux à présent fréquenter cette* » *maison sans que tes discours y soient* » *un sujet de scandale : je viens de te* » *faire prendre de quoi t'ôter, même* » *jusqu'aux désirs.* » Le jeune-homme ne parut pas faire beaucoup d'attention à cette menace ; mais l'ayant rapporté à ses camarades, ceux-ci lui troublèrent tellement l'imagination, en lui persuadant qu'on lui avoit donné le *nénuphar*, que ce malheureux commença à se croire incapable de s'unir à une aſſez jolie fille qu'il devoit épouſer quelque temps après. Il le devint en effet, & ce ne fut que peu à peu, & en ſe ſervant d'un *homme à ſecrets*, [a] qu'on parvint à lui donner une ſorte de confiance en ſes facultés.

LA laitue jouiſſoit chez les Anciens d'une réputation qu'elle n'a pas encore perdu de nos jours. Tout étoit emblême chez les Grecs ; leurs Poëtes s'aviſèrent de dire, que Vénus voulant oublier ſes amours illicites, enſevelit ſon cher Adonis ſous une laitue. Cette plante fut employée dès-

____

(a) Cet homme étoit un maréchal, qui jouiſſoit de la réputation de ſorcier. Il donna d'abord à ſon malade quelques potions *échauffantes*, qui ne firent effet, que lorſqu'il lui eut perſuadé que le Diable prenoit beaucoup de part à ſa ſituation.

lors comme un gardien de la chafteté, auquel on eut beaucoup de confiance ; & cette confiance a paſſé jufqu'à nous. Mais les effets de la laitue, qui font bien différens fur les hommes, felon leur conftitution ; (elle
refroidit le pituiteux encore plus qu'il
ne l'eft, tandis que tempérant le bilieux & fouvent le fanguin, elle les
difpofe à la génération) auroient dû
deſſiller les yeux des perfonnes qui fe
procurent gratuitement des incommodités, dans la vue de calmer leurs
paſſions.

SI l'on omettoit de parler du *Cam-*
phre, (*a*) quelques perfonnes pourroient

____

[*a*] Le camphre eft une réſine qui découle du
tronc & des groſſes brancnes d'une efpèce de laurier
fort commun au Japon. Les Hollandois nous apportent
cette fubftance toute brute, & en formens chez eux
des maſſes, qu'ils diftribuent enſuite en France, &c.

croire que l'on a craint d'attaquer les vertus merveilleufes par lefquelles cette fubftance s'oppofe à l'amour. En effet, les anciens ont été très-perfuadés de fon efficacité dans ces circonftances ; & parmi les modernes, quelques-uns y ont encore une certaine confiance. Dans le fiècle paffé, au rapport de Scaliger, on regardoit le camphre comme un réfrigérant ; on le faifoit fentir & mâcher aux Moines pour éteindre leur concupifcence. (*a*)

[*a*] Il falloit avoir beaucoup de crédulité pour s'imaginer que le camphre pût produire des effets auffi marqués. L'attouchement du camphre n'eft pas néanmoins indifférent. Bartholin, dans fes obfervations, nous parle d'un Apothicaire qui perdit le fens de l'odorat pour avoir fouvent manié cette drogue. Elle eft employée avec fuccès par les Médecins dans plufieurs circonftances. Les Arabes l'ont introduit dans la matière médicale, & Rasès, Avicenne, Séba, Mefué, Boerhave, Hoffman, Lemery, Sydenham, &c. ont employés cette fubftance dans une infinité de maladies qui exigeoient un remède calmant, fédatif, antiputride & réfolutif.

Camphora per nares castrat odore mares.

CE remède étoit facile à employer, mais il y a apparence qu'il ne répondoit pas à l'intention de ceux qui l'ordonnoient ainsi, puisque dans le dernier siècle, Penot l'*Agenois*, en assurant sa vertu contre les aiguillons de la chair, n'en répondoit que lorsqu'il avoit été préparé par douze distillations.

AU reste, nous avons encore la même observation à faire ici qu'à l'égard du nénuphar : les Indiens mêlent le camphre avec des substances âcres & aromatiques, & en forment des trochisques qu'ils mâchent plusieurs fois le jour. L'usage journalier qu'en font ces hommes avides de plaisirs, ne doit pas faire regarder le camphre comme capable d'appaiser la violence des desirs amoureux. On peut encore ajouter ce que dit Venette ; que les hommes employés à la purification du camphre, à Venise & à Amsterdam, sont très-amoureux & très-féconds. C'est donc mal-à-propos que quelques Auteurs l'ont nommé *ligatura* & *vinculum veneris*, puisque Wedelius & d'autres Médecins, ont observés que cette substance est d'une efficacité singulière pour augmenter le mouvement du sang, & qu'administrée, lorsque les humeurs sont dans une trop grande fermentation, elle ne fait qu'augmenter l'insomnie, la chaleur & la soif.

Il ne faut pas croire que le camphre soit un remède qu'on peut donner à tout le monde indifféremment : l'usage que l'on en fait, exténue, amaigrit les personnes grasses & qui ont beaucoup de sérosité. Il peut bien, selon Stenzelius, rendre impuissans ceux qui manquent de sucs gélatineux, & qui font privés du véhicule néceffaire pour la fecrétion de la femence, (c'eft-à-dire, qu'il peut rendre inhabiles à la génération ceux qui n'en font pas capables ;) mais il n'a point la vertu de prévenir la fecrétion du fluide animal, ni d'empêcher l'érection de la verge, d'où dépend la génération. Enfin, de quelque efficacité que foit le camphre, lorfqu'il eft ordonné par les Médecins ; (a) il peut devenir funefte lorfqu'il eft employé par l'ignorance & le fanatifme. Il devient funefte à ceux qui ont le cerveau ou

---

(a) Un Médecin de Nuremberg avoit une fi grande confiance en l'huile de camphre, qu'il fe faifoit fort de guérir de la pefte avec quelques gouttes de cette huile. Henifius, Médecin de Vérone, découvrit une huile anti-peftilentielle tirée du camphre, qui produifit des effets fi extraordinaires, pendant tout le temps que la pefte régna à Vérone, qu'on lui érigea une colonne triomphale pour éternifer les fervices qu'il rendit à l'État.

l'eſtomac affoibli ; il l'eſt ſur-tout aux
gens d'étude qui mènent une vie ſé-
dentaire, & aux femmes d'une complexion délicate : il remédie aux vapeurs hyſtériques de celles dont la conſtitution eſt forte, mais il cauſe ces
accidens aux perſonnes dont le ſyſtéme
nerveux eſt dans un état de foibleſſe ;
ſon odeur ſuffit quelquefois pour les oc-
caſioner.

LA Menthe, jouiſſoit auſſi du privilége de refroidir les perſonnes qui
l'employoient. Ariſtote, Pline, & Ar·
naud de Villeneuve, n'en doutoient
pas, non plus que le Poëte Oppien,
qui appelle cette plante *maudite herbe.*
C'eſt encore aux Poëtes que la menthe doit ſa réputation. *Menthe* étoit
une belle Nymphe, qui ayant excité
la colère de Cérès, celle-ci obtint de
Jupiter que Menthe ſeroit métamor-

phosée en une herbe qui porteroit son nom, avec cette malédiction d'être à jamais inutile aux myſtères de l'Amour..... Le moyen, après ces autorités, de douter des vertus de la menthe ! Le moyen de croire Avicenne, Dioſcoride, Aëtius, qui prétendent que cette plante eſt au contraire propre à ranimer les feux du plaiſir !

On me diſpenſera volontiers, de ſuivre ici tous les moyens que nous ont indiqués les anciens pour réprimer l'amour. On doit regarder les cures ſurprenantes qu'ils faiſoient par les *anti-aphrodiſiaques*, comme autant de fables, à moins que l'on ne convienne, avec quelques Auteurs, que nous ne poſſédons plus l'agnus-caſtus des anciens, le camphre de l'Iſle Bornéo tant vanté, le véritable teſticule de

chien ou *orchis*, &c. Il ne faut donc
pas croire à la lettre, tout ce qu'avan-
cent Dioscoride & son Commentateur,
ou il faut regarder la graine de laitue,
le pourpier, la rue, la graine de chan-
vre, la racine du glayeul, la cigue, la
menthe, les fleurs du rosier jaune,
celles du grenadier, &c. comme capables d'opérer des prodiges.

MAIS il s'en faut beaucoup qu'on
doive y ajouter foi. Quelle confiance
doit-on à Matthiole, lorsqu'il dit qu'é-
tant à Venise, il vit un homme con-
damné à être pendu, auquel toutes
les portes furent ouvertes, les serrures
rompus par l'attouchement d'une plante avec quelques *signacles* ? Lorsqu'il
avance qu'une espèce d'aconit fait
mourir les femmes, si on les touche
avec cette plante à une certaine partie
que l'on me dispensera de nommer ?
Lorsqu'il parle de l'herbe nommée

scythica, qui eſt grandement eſtimée, parce qu'en la tenant en la bouche, on ne ſent ne faim, ne ſoif? Quelle confiance doit-on avoir dans un homme qui aſſure qu'une plante a la vertu de reſſuſciter les morts? *par la même herbe*, dit-il, Thilo *tué par un dragon, il reçut la vie.* [a] Après avoir lu ces abſurdités, je ne croirai pas que ſi un homme trouve le teſticule de chien (*cynoſorchis* des Grecs) & qu'il mange la plus groſſe des deux bulbes qui compoſent la racine de cette plante, il engendrera des mâles; & que ſi une femme fait uſage de la plus petite elle aura des femelles. Je ne croirai pas non plus, que la première de ces

______

(a) Voyez la *Dédicace des œuvres* de Dioſcoride à Maximilien II. *Empereur des Romains, aux Elec-teurs, & aux autres Princes de toute l'Allemagne* par P. A. Matthiole.

bulbes ait eu le pouvoir de procurer à un Indien robuste, foixante & dix fois de fuite l'extafe de la jouiffance, tandis que l'ufage de la plus petite eft capable, felon le même Auteur, d'éteindre fubitement l'ardeur vénérienne. (*a*)

QUOIQU'EN aient écrits les anciens, on peut raifonnablement douter que de leur temps même, on ait eu la plus grande confiance aux remèdes que nous venons d'indiquer. Je tire cette induction des moyens furnaturels & fuperftitieux auxquels on avoit recours. On a beau répéter que de tous temps le peuple a couru après

---

[a] *Commentaire* de Matthiole fur le III.e livre de Diofcoride.

J'aurai occafion de parler de l'*orchis*, en traitant des remèdes que l'on donne pour exciter à l'amour, & nous verrons alors, ce que l'on doit croire de fes vertus tant exaltées.

le merveilleux ; ce même peuple n'a recours aux prétendus forciers, pour être guéri de la fiévre, qu'après qu'elle a réfifté à la petite centaurée ou au quinquina. Ainfi les amulettes, les bracelets, les anneaux enchantés, les talifmans, les plantes facrées d'Hermès, enfans de l'ignorance & de la fuperftition, ont dû leur naiffance au peu d'efficacité des moyens naturels qu'on employoit pour conferver la fanté ou guérir ceux qui l'avoient perdu. Toutes les Nations fe font empreffées de trouver des moyens pour conferver la chafteté à ceux qui en avoient fait vœu, & s'appercevant que ni les remèdes dans lefquels ils avoient eu confiance jufqu'alors, ni les punitions terribles que la loi infligeoit, n'étoient pas toujours capables de domter la Nature, ils eurent recours aux moyens qu'ils crurent furnaturels. Quelques peuples admirent trente - six Dieux, d'autres trente-six Démons, habitans de l'air, qui s'étoient partagés l'empire du corps humain, divisé en autant de parties, dont chacune avoit pour protecteur une Divinité qui portoit le même nom, & que l'on invoquoit pour la partie souffrante sur laquelle elle avoit pouvoir. Il ne faut pas douter que celles qui avoient tant de relation avec la chasteté, ne fussent confiées aussi à la garde de quelque intelligence surnaturelle.

TELLE a toujours été la marche irrégulière de l'esprit humain, lorsque les ténèbres de l'ignorance obscurcissoient la raison. Lorsque l'on a reconnu l'impuissance de la Médecine dans certaines circonstances, on a eu recours à la magie. L'inefficacité des moyens naturels, qu'on croyoit capables d'éteindre l'amour ou de l'exciter, a fait recourir

aux

aux prétendus noueurs d'éguillettes, ou aux philtres dont on a tant parlé chez les Anciens, fur-tout les Poëtes.

Il eſt aiſé de ſe convaincre de ce que j'avance ici, en jetant un coup d'œil ſur quelques-uns des moyens mis en uſage en différens temps pour parvenir au même but, celui d'étouffer le ſentiment que la Nature inſpire à tous les êtres animés. Quelle multiplicité d'expédiens ſe préſente ! quelle contrariété dans la plupart ! quelle abſurdité dans preſque tous !

Mercurial conſeille à ceux qui ſont de complexion amoureuſe, un air froid & humide. (a) Le Grec Moſchion veut une chambre chaude & claire. Avicenne ordonné aux hommes un air chaud, & aux femmes un air froid. Ariſtote dit que le vin

---

[a] *Lib. IV. De morb. Mulier.*

porte à l'amour : le Médecin *Gordon* veut que le célibataire en boive. Marsile Ficin, de son côté, conseille, pour calmer la paffion amoureuse, de s'enivrer de temps en temps, afin dit-il, de faire un nouveau sang, de nouveaux esprits pour subroger à l'ancien sang & aux esprits infectés par le regard des femmes. Le Docteur Ferrand veut que les jeunes gens, en qui la Nature parle, jeûnent au pain & à l'eau. [*a*] Avicenne recommande la faignée à la bafilique du bras droit, & Ætius veut que l'on ouvre la *veine du jarret* : ce dernier ordonne auffi, & il a été fuivi par quelques modernes, de fe ceindre les reins avec une lame de plomb. Lorfque ces moyens n'ont

---

(a) *De la maladie d'Amour, ou mélancolie Erotique ; Difcours curieux, &c.* par Jacques Ferrand *Agenois.*, Doct. Med. Paris, 1612.

pas produit ce que l'on en attendoit, on a eu recours aux pierres précieuses ; l'escarboucle, le saphir, l'éméraude, le diamant furent portés au doigt médical gauche : [a] mais ces remèdes précieux ne produisant aucun effet, on invoqua les Dieux, on fit des sacrifices, on se laissa tromper par des charlatans qui promirent tout ce qu'on leur demanda, & qui n'étant pas plus heureux que les Médecins dont on a parlé plus haut, on revint à ceux-ci. Alors ils redoublèrent leurs efforts, & s'ils ne guérirent point ceux qui les consultoient, ils n'en déposèrent pas moins dans leurs ouvrages, ces recettes merveilleuses qui ont passées à la postérité, & que des hommes de mérite, à beaucoup d'égards, ont insérés dans des ouvrages modernes.

_____

[a] Lemnius , *De Occult. nat. mirac.*

ARNAULD de Villeneuve, qui eſt peut-être, des Auteurs qui ont traité l'objet dont il eſt queſtion, celui qui a avancé le plus d'abſurdités, conſeille les cauſtiques aux jambes, les ventouſes aux environs des parties naturelles, avec ſcarifications *ſuffiſantes*; il veut que l'on faſſe vomir les amans; il dit que ſi un homme porte ſur les parties naturelles le teſticule d'un loup, il devient auſſi-tôt impuiſſant, & que ce remède eſt infaillible. (*a*) Il ordonne aux Religieux de l'Ordre de Ci-teaux, & à tous ceux qui veulent vi-vre chaſtement, d'aller pieds nuds. Il conſeille auſſi les fuſtigations violentes pour amortir la concupiſcence, & Gordon qui eſt d'accord avec lui ſur ce point, dit qu'il faut battre la chair, juſqu'à ce qu'elle tombe en pourritu-

______

[*a*] *Tract. de Venen.*

re. (*a*) Devons-nous être furpris après ce code cruel, qui outrage la Nature en flétriffant l'humanité, de ce que les anciens (*b*) ont confeillé de fufciter des affaires aux amoureux, d'exciter en eux la trifteffe, de les faire mettre en prifon, de leur fuppofer des affaires criminelles ?.... *chofes fort falutaires*, dit le Docteur Ferrand, *pour la préfervation de l'Amour.*

S'IL fut un anti-aphrodifiaque puiffant, c'eft, fi l'on en croit quelques Auteurs, le *Nitre* fi célèbre chez les anciens pour procurer la fécondité. Long-temps avant Platon, on avoit compofé des livres exprès, pour étaler le mérite de ce fel : les modernes lui ont attribués, avec un enthoufiafme

---

(*a*) *Tract. de Amore.*
[*b*] *Avicenne, Paul Eginette.*

merveilleux , la faculté de coopérer à la reproduction de tout ce qui exiſte dans la Nature. (*a*) Les Anglois ſurtout , & parmi eux le Chancelier Bacon , ont fait tous leurs efforts pour placer le nitre dans toutes les opérations de la Nature. Bacon aſſure , dans l'ouvrage qu'il a intitulé *Hiſtoria vitæ & mortis* , qu'un ſcrupule de nitre étoit capable de prolonger la vie. Le Chevalier Digby affirme la même choſe. » Ce ſel exhalté, (*b*] dit-il, dans ſon

[*a*] On doit mettre au rang des principaux apologiſtes du nitre, Pline, Valleſius, Paracelſe, Vigénère, Raymond Lulle, Paliſſy, Glauber, M. de la Chambre , & quelques autres. On peut voir dans les *Curioſités de la Nature & de l'Art ſur la végétation*, par l'Abbé de Vallemont, ce que les anciens Philoſophes & pluſieurs modernes ont écrit ſur le nitre; l'enthouſiaſme de quelques-uns amuſera le Lecteur.

(*b*) Il faut adopter le nitre comme répandu dans toute la Nature & circulant ſans ceſſe d'un règne à l'autre. Boyle diſoit du nitre , qu'il n'y avoit pas

» *Discours sur la Végétation*, & mis
» en mouvement par les naissantes
» chaleurs du printemps, se mêle dans
» le suc des plantes & dans le sang
» des animaux, & sollicite les unes
» & les autres à la multiplication de
» leurs espèces. De-là viennent cette
» joie & ce rajeunissement charmant,
» que le printemps fait briller sur toute
» la Nature...... Et ce même nitre,
» bien préparé pour l'usage de l'hom-
» me, répareroit de temps en temps
» le dépérissement que causent les an-
» nées, & lui procureroit ce pré-
» cieux rajeunissement que l'Ecriture
» Sainte reconnoît dans l'Aigle......
» *Renovabitur aquila juventus tua.* » [a]

---

dans l'univers de *sel plus catholique*, c'est-à-dire,
plus universellement répandu dans le monde élé-
mentaire.

(a) Voyez l'Ouvrage de l'Abbé de Vallemont,
prem. part. chap. VI.

F iv

VOILA donc le nitre, reconnu par les plus célèbres Philosophes, pour un puissant moyen d'augmenter la population, de conserver la santé, de rappeller le plaisir dans des organes qui n'en paroissent plus susceptibles. C'étoit pour remplir ces vues, que Milord Bacon, en faisant l'apologie du nitre, étoit parvenu à le rendre chez les Anglois d'un usage si familier, qu'on l'employoit dans presque toutes les maladies. On le prenoit même dans la meilleure santé, comme un préservatif. Avec de bonnes intentions, il n'est pas toujours possible de satisfaire tout le monde ; voici un fait qui, s'il est bien vrai, le prouvera. On nous dit (*a*) que les femmes proscrivirent bientôt ce remède. Elles trouvèrent que leurs maris étoient moins

____

(*a*) Voyez les *Anecdotes de Médecine*, &c. 2.e part. CXXXII.^e Observation.

portés à satisfaire leurs desirs depuis que l'usage du nitre étoit devenu général. Elles s'en prirent au Chancelier qui l'avoit répandu. Elles crièrent à la sorcellerie, au maléfice, &c. &c. Certes, on a souvent fait beaucoup de bruit pour des objets de moindre importance : ainsi je trouve les plaintes des Angloises fondées sur de bonnes raisons. Il ne faut donc plus chercher ailleurs un réfrigérant que l'on peut employer sans courir aucun danger : le nitre fera ce que n'a pu faire le supplice affreux auquel étoient condamnées les Vestales qui succomboient sous le poids de la chasteté. Mais on me permettra quelques observations. Le Chancelier Bacon n'avoit accrédité le nitre qu'après avoir fait beaucoup d'expériences ; ce zélé citoyen ne l'auroit pas répandu avec tant de feu, s'il se fût apperçu de l'atteinte cruelle qu'il portoit à la multiplication de l'espèce. Le nitre eſt un puiſſant remède dans les cas où il faut s'oppoſer à une diſpoſition inflammatoire du ſang ; ce ſel eſt d'une nature ſi particulière, qu'il n'y a rien dans la Nature, ſelon Féderic Hoffman, à quoi on le puiſſe comparer : mis ſur la langue, il la refroidit ; pris intérieurement, il produit le même effet ſur tout le corps ; & diſſout dans de l'eau il en augmente la fraîcheur. Par ces qualités, il peut bien appaiſer un peu la trop grande efferveſcence des liqueurs, dans un homme que la force de la jeuneſſe & les feux de l'amour portent avec violence vers la volupté ; mais ce ſel a-t-il la vertu d'agir ſur un époux qui ſuit pas à pas l'impulſion de ſon tempérament ? (*a*) A-t-il la faculté

***

(*a*) M. Tiſſot conſeille, à la vérité, pour rendre les pollutions nocturnes moins fréquentes, d'affoupir les organes du plaifir, au point que les femmes aient été en droit de charger de malédictions le célèbre Baron de Verulam ? au point de faire crier au maléfice ? Je ne le crois pas ; & fi, comme on l'affure, les femmes ont fait beaucoup de bruit, j'aime mieux croire qu'elles crient quelquefois pour peu de chofe, que de me perfuader que l'ufage du nitre, que l'on admet dans tous les corps fublunaires, & qui

---

une dragme de nitre diffoute dans une bouteille d'eau ; mais cet habile Médecin obferve en même temps, qu'il a vu un malade dont on vouloit calmer les fignes de puiffance les moins équivoques, auquel le nitre étoit contraire, puifqu'au lieu de détruire les fymptômes de la maladie, il les augmentoit. J'attribuai, dit-il, cet effet à deux caufes ; l'une, c'eft qu'il avoit les nerfs très-foibles, & dans ces tempéramens le nitre agit comme irritant ; l'autre, c'eft qu'il augmentoit confidérablement les urines, la veffie fe rempliffoit plus promptement pendant la nuit, & l'on fait que la tenfion de la veffie eft une des caufes déterminantes des pollutions.

y joue, selon quelques Physiciens, un si grand rôle, ait la funeste vertu de tuer les individus que chaque homme doit à la postérité.

D'AILLEURS, Bacon, ne conseil-loit-il l'usage du nitre qu'aux hommes seulement? Si les femmes en prenoient, avoit-il la faculté d'exciter les sens dans un sexe tandis qu'il rendoit l'autre insensible? Ne croyons pas aveuglement toutes les anecdotes qui se trouvent dans l'histoire des Sciences & des Arts. Il ne faut pas que, parce qu'elles ont pour objet une Nation entière, nous y ajoutions plus de foi. On hazarde une plaisanterie ; & personne ne s'attache à la détruire, parce qu'elle réjouit & qu'elle prête à la malignité.

IL en est du nitre comme de l'opium & du camphre ; tandis qu'on le conseille comme réfrigérant, nous voyons des Peuples qui s'en servent pour s'ex-

citer à l'amour, ou du moins à la génération.

SENEQUE attribue la fécondité des
femmes de l'Egypte aux eaux du Nil.
S'il faut en croire Pline, les femmes
du bord de ce fleuve ont quelquefois
sept enfans d'une couche. Théophraste,
Libavius, & d'autres Auteurs, attribuent cette merveilleuse fécondité aux
particules nitreuses dissoutes dans les
eaux du Nil. Ariftote prétend qu'en
général le sel est doué d'une vertu
générative extraordinaire ; il ajoute,
pour soutenir son opinion, que les
vaisseaux ou navires dans lesquels on
mène du sel, produisent un nombre
prodigieux de souris, parce que les
femelles conçoivent sans mâles, seulement en léchant le sel. [a] Plutarque, qui dans ses *Œuvres morales,*

[a] *Hist. des Anim.* liv. VI.

eſt du ſentiment d'Ariſtote, ajoute ;
pour rendre raiſon de la fécondité des
animaux qui multiplient dans le ſel,
qu'il eſt plus vraiſemblable de dire,
que la *ſalure* imprime quelques deman-
geaiſons dans les parties naturelles de ces
animaux, & les provoque par ce moyen
à ſe joindre. (*a*)

Il réſulte donc de ce que je viens
d'expoſer, qu'il n'y a pas abſolument
un remède qu'on puiſſe adminiſtrer
avec la certitude de domter l'amour,
ou du moins le penchant irréſiſtible
qui nous porte vers la jouiſſance. C'eſt
une affaire de tempérament que la
Médecine ne peut affoiblir au point
d'en être victorieuſe ; & dans les
hommes qui paroiſſent dès leur enfance enclins au libertinage, il faut

---

[*a*] *Des Propos de table*, liv. V, queſt. X.

des efforts furnaturels pour adoucir les passions amoureuses. Les précautions qu'il y auroit à prendre en élevant la jeunesse, tiennent à de grands principes qui pourroient devenir dangereux dans les mains du peuple, & qui nuifant à l'accroiffement & au développement de chaque individu, cauferoient la dégénération de l'efpèce dans la poftérité.

M. Tiflot a vivement fenti de quelle importance il feroit pour l'éducation, de trouver les moyens les plus fûrs & les moins dangereux, de préferver la jeuneffe des violens defirs qui la portent à des excès dont naiffent des maladies affreufes. Perfonne, je crois, n'eft plus en état que cet habile Profeffeur de donner aux Nations (*a*) un

______

(*a*) Le fuccès des Ouvrages de M. Tiffot; les traductions que l'on en a faites, en plufieurs langues, m'autorifent à parler ainfi.

traité fur cette matière. M. Ifelin, Secrétaire d'Etat à Bafle, écrivit à M.
Tiffot pour l'exciter à ce travail. Je
ne doute pas, dit cet homme refpectable dans fa lettre, « je ne doute
» pas qu'il n'y ait une diète qui favo-
» rife particulièrement la continence ;
» je crois qu'un ouvrage qui nous
» l'enfeigneroit, joint à la defcription
» des maladies produites par l'impu-
» reté, vaudroit les meilleurs trai-
» tés de morale fur cette matière. (*a*)
Il a fans doute bien raifon, ajoute
M. Tiffot ; « rien ne feroit plus im-
» portant que cette addition au traité
» de l'Onanifme que defire M. Ifelin ;
» mais rien de plus difficile en la
» féparant des autres parties de l'é-
» ducation, non-feulement médicina-
» le, mais morale. Pour traiter cet

(*a*) Voyez l'*Onanifme*, art. III. fect. X.

» article à part, si l'on vouloit le
» traiter bien, il faudroit établir un
» grand nombre de principes.... Ainsi
» il vaut mieux renvoyer ce traité à
» faire partie d'un plus considérable
» sur les moyens de former un bon
» tempérament, & de donner aux
» jeunes gens une santé ferme ; ma-
» tière qui, quoique traitée par d'ha-
» biles gens, n'est pas encore épui-
» sée, tant s'en faut, & sur laquelle
» il y a une foule de choses extrê-
» mement importantes à ajouter, aussi-
» bien que sur les maladies de cet
» âge. Ainsi malgré moi, ajoute M.
» Tissot, je ne toucherai point ici cet
» article. [a]

LA terminaison du passage que l'on
vient de citer, fait entrevoir que nous
avons lieu d'attendre un nouvel ouvra-

____

[a] *L'Onanisme*, ibidem.

ge de M. Tiſſot concernant l'éducation physique, & les maladies des enfans. Puiſſe ce célèbre praticien ne pas nous faire attendre long-temps un ouvrage que la réputation de l'Auteur nous fait deſirer avec la plus vive impatience! On y trouvera ſans doute les préceptes les plus ſages, qui ſortant des principes généraux, & de la réunion du phyſique au moral, donneront le meilleur plan d'éducation, relativement aux ſoins qu'il faut prendre pour prévenir les paſſions, & ſur-tout l'Amour.

L'OISIVETÉ, l'inaction, le trop long ſéjour au lit, un lit trop mol, une diète ſucculente, aromatique, ſalée, vineuſe, les amis ſuſpects, les ouvrages licencieux, étant des cauſes aſſez ordinaires de l'émotion du tempérament, on ne peut les éviter avec trop de ſoin.

LES exemples que nous avons fous les yeux, & ceux que nous a tranfmis l'hiftoire, fuffifent pour prouver que les hommes oififs & dans l'inaction, font, je ne dis pas les plus robuftes, mais les plus voluptueux des hommes. Or, c'eft la force des individus qui établit celle des Empires ; & il eft aifé de s'en convaincre en jetant un coup d'œil fur l'origine, l'accroiffement, & la décadence des états.

L'HOMME oifif doit avoir l'imagination plus vive en amour, que celui qui exerce fon corps aux travaux. Le premier, appellant fans ceffe le plaifir, le follicite avec violence ; fes defirs, qui à peine ont le temps d'éclorre, veulent être fatisfaits ; mais tournés fans ceffe vers la volupté, l'imagination a diffipé avant la jouiffance, la fource des délices que la Nature réferve à l'amour. L'homme, au contraire, qui fortifie fon corps par l'exercice , connoît le plaifir dans toute fon étendue, parce qu'il ne s'y livre qu'au moment où l'amour même le follicite ; au lieu que l'homme inactif, voulant facrifier continuellement à la volupté, devient incapable d'en goûter toute l'ivreffe. Les plaifirs du premier , font à ceux du fecond en raifon de fa force. Son corps eft gras , mais il eft mou, foible, languiffant; au lieu que l'autre ayant moins de graiffe, eft beaucoup plus mufculeux , a les membres plus folides , & doit, par conféquent porter avec aifance , un poids que celui dont la vie eft fans exercice ébranlera à peine. Les hommes qui languiffent dans le repos & la molleffe , font toujours dirigés vers le même objet, le plaifir ; mais la foibleffe de leur conftitution n'y pouvant fuffire , ils s'en créent de factices , des plaifirs qu'ils peuvent goûter par le fecours

de l'imagination ; auffi , leurs entre-
tiens , leurs lectures , leurs alimens ,
tout en eux y eft relatif.

ON peut donc affurer que de l'oifiveté , naît le tempérament lubrique,
puifqu'elle fait naître les defirs , &
qu'elle met en ufage tous les moyens
que fuggère l'imagination déréglée ,
dans un homme abandonné à la pa-
reffe. (*a*)

ON fentira aifément , que l'oifiveté,
dans un homme qui peut fe procurer
tout le fuperflu, que l'on appelle com-

(*a*) Pour faire voir combien les modifications que
nous avons ajouté à notre tempérament primitif , y
caufent quelquefois de changement , j'obferverai
que l'indifférence pour le phyfique de l'amour, doit
quelquefois fon origine à l'oifiveté. On a vu des femmes ftériles devenir fécondes après s'être fait un
devoir de s'exercer le corps par des travaux, des
promenades proportionnées à leurs forces ; mais
je dois traiter cet objet en parlant das caufes de
la ftérilité.

modités de la vie, en deviendra d'autant plus dangereuse pour la continence : ainsi, je ne dirai rien ici des causes que j'ai indiquées plus haut, comme portant l'homme à l'excès des plaisirs. Il faut seulement les éviter avec soin, & c'est en observant avec exactitude les loix de la diète opposée à l'amour, qu'on parviendra, je ne dirai point à domter entièrement les fougues d'un tempérament érotique, mais à en calmer les accès. La Nature animée, ne se prête à aucune violence ; tout se fait avec ordre dans son sein : les hommes qui veulent hâter, retarder, ou même anéantir en eux ses opérations, sortent de la classe des êtres qu'elle protége.

La diète que l'on doit conseiller aux personnes trop portées vers les plaisirs, consiste moins à user de certains alimens, qu'à se priver de ceux que j'ai indiqué en général. Ceux qui font travaillés fortement par leur imagination pendant la nuit, doivent se dispenser de souper, ou du moins ne faire usage à ce repas que des viandes les moins succulentes, & d'alimens tirés des végétaux. On doit en proscrire le vin, les liqueurs, en un mot, tout ce qui peut donner, pour le moment, une certaine rigidité aux fibres, & par conséquent accélérer le mouvement des fluides. C'est augmenter le mal que de boire beaucoup avant de se coucher, même des liqueurs rafraîchissantes : on en a vu la raison ailleurs.

TELLES font les substances sur lesquelles on paroît compter beaucoup lorsqu'il s'agit d'éteindre les feux de l'amour : le charlatanisme ou l'ignorance les ont mis en vogue, & le préjugé la leur conserve. Les Médecins de nos jours diminuent peu à peu leur confiance dans les antiaphrodifiaques, mais de temps en temps ne voit-on pas paroître quelque remède nouveau, ou même renouvellé des anciens, bon pour être employé dans certaines cir-conftances, & auquel des hommes at-tribuent des vertus qui ne font rien moins que conftatées ? On a vu les préparations de plomb paroître, & on les a employées intérieurement avec une fécurité qui fait trembler les hommes de l'art. On a confeillé ces pré-parations à des perfonnes tourmentées par leur tempérament, parce que des praticiens les emploient pour arrêter l'écoulement dans la gonorrhée, & on peut voir dans la pratique des Médecins en réputation, quelle confiance on doit avoir dans ces préparations dangereufes. « Un remède auquel les » ignorans ont recours, dit l'Auteur

des

des *Recherches fur les différentes maniè-*
res de traiter les maladies vénériennes,
» c'eſt les préparations de Saturne [de
» plomb] intérieurement adminiſtrées.
» Je vois avec douleur ce médica-
» ment qui devroit être proſcrit des
» formules internes, indiqué dans plu-
» ſieurs pharmacopées & conſeillé par
» des Auteurs, même d'un certain mé-
» rite. Sur leur témoignage il m'eſt
» arrivé de donner une ſeule fois le
» vinaigre de ſaturne, en en faiſant
» verſer quelques gouttes dans une dé-
» coction légèrement aſtringente; deux
» onces de ce vinaigre, priſes dans
» un long eſpace de temps, n'ont pas
» arrêté l'écoulement, & le malade
» a ſouffert des douleurs dans les reins,
» dans l'épigaſtre, dans les bras, les
» jambes, & la tête, avec une conſ-
» tipation, un abattement des for-
» ces, & une molleſſe de pouls, qui

I. Partie.   G

» caractérisoient la collique des pein-
» tres. Je ne l'ai tiré d'affaire que
» par l'émétique & par les forts pur-
» gatifs. » (*a*)

(*a*) *Recherches Pratiques*, &c. chap. XIII. § V.
On peut voir encore ce que M. Baron a dit en
parlant des médicamens internes dans lesquels on
emploie le plomb. Voyez la *Chymie* de l'Emeri,
nouvelle édition, I.re partie, chap. V.

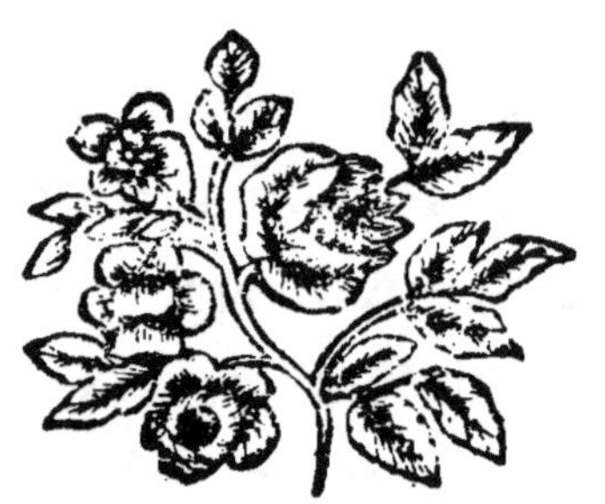

CHAPITRE IV.

Des Aphrodisiaques ou remèdes qui excitent au physique de l'Amour.

J'Ai fait voir, si je ne me trompe, le peu de confiance que l'on doit avoir dans les moyens employés pour ôter à l'homme, en quelque sorte, la sensation de son existence. Les substances dont je vais parler sont au moins aussi accréditées que les anti-aphrodisiaques, & néanmoins si j'avois quelque confiance à accorder aux remèdes de l'une de ces deux classes, ce seroit aux réfrigérans ; parce qu'il est, selon moi, beaucoup plus facile d'anéantir que de créer ; qu'il y a cent moyens d'ôter à l'homme ses forces, mais très-peu d'efficaces pour les lui restituer.

G ij

LORSQUE je dis qu'il eſt plus aiſé d'anéantir que de créer, je n'entends pas que cette aſſertion ſoit générale : je ſais que la création, ou ſi l'on veut, la reproduction, le développement des Etres coûte très-peu à la Nature ; que leur anéantiſſement abſolu ſeroit peut-être ce qu'il y auroit de plus merveilleux dans l'Univers. Il n'eſt queſtion ici que de l'état accidentel de l'homme, ſoumis aux réfrigérans & aux aphrodiſiaques. Si on le ſuppoſe d'un tempérament porté à l'amour, on pourra diminuer, interrompre, par l'uſage des narcotiques violens, la ſe-crétion de la liqueur ſéminale. (On a vu ce qui en réſulteroit, & dans ma ſuppoſition je fais abſtraction de la ſanté & même de la vie.) Il me ſuffit de démontrer qu'il eſt poſſible, à la rigueur, d'anéantir, ou du moins de rendre ſans action, les germes de fé-

condité qui font en nous. Il n'en eft
pas de même de la poffibilité de multiplier ces germes ; on ne peut pas
dire que l'opium , par exemple, porte
dans notre fubftance une partie des
molécules qui doivent concourir à la
génération ; il ne peut donc augmenter les germes contenus dans nos vaiffeaux , ainfi que je l'examinerai ailleurs. C'eft aux alimens à réparer
nos forces , & à introduire peu à peu
dans nous des germes ou des particules qui doivent fubir beaucoup de préparations avant que d'être prolifiques
ou fécondés. Enfin , les moyens d'affoiblir agiffent promptement , & ceux
qu'on emploie pour fortifier, agiffent
avec une lenteur qui manifefte affez les
difficultés qu'ils éprouvent.

S I je tâche de diminuer la trop
grande confiance que l'on a aux moyens
d'exciter à l'amour, c'eft moins, [&

on le verra par la suite,] pour chagriner des époux impuiſſans ou ſtériles , que pour détromper les jeunes gens qui conſument leurs beaux jours dans l'excès des plaiſirs , ſous prétexte que l'art leur reſtituera les forces qu'ils ont prodiguées à la débauche , lorſque le feu qu'allume la Nature ſera éteint pour eux.

C'est auſſi pour détromper ces vieillards , dont l'imagination , moins froide que les organes dont ils ont abuſés , veut encore forcer ceux-ci à ſatisfaire des deſirs impuiſſans. C'eſt à ces derniers ſur-tout que je dirai que l'art ne peut rien ſur des hommes qui ont trop abuſé des plaiſirs pour devoir y prétendre encore. Je leur donnerai l'exemple du célèbre Empereur Cha-gehan , qui ſur le déclin de l'âge , voulant poſſéder une jeune fille , dont la beauté l'avoit charmé, & les glaces de l'age mettant un obstacle à sa satisfaction, eut recours à des compositions qui, sans remplir ses vues, le jettèrent aux portes du tombeau. [a]

On verra dans le Chapitre qui traite de la Puberté, & dans celui des influences du Mariage sur la santé, de quelle utilité est la liqueur séminale pour la santé, & que des maladies affreuses sont les suites funestes de la débauche. Je ne répéterai pas ici ce que j'ai dit ailleurs ; pour me renfermer dans mon objet, j'examinerai, si l'on doit ajouter foi aux observations qui semblent prouver les vertus surnaturelles de quelques remèdes donnés comme aphrodisiaques ; & si même il est possible qu'il y ait dans la Nature de ces remèdes merveilleux.

(a) Voyez les *Voyages de Tavernier*, tome III.

QUE l'on confidère la femence fous tel point de vue que l'on veulle ; que cette liqueur contienne toutes les parties du fœtus fous le nom de molécules organiques, ou qu'elle foit feulement deftinée à féconder l'œuf de la femme ; il fera toujours vrai, que, même dans ce dernier cas, la femence eft un fluide imprégné d'efprits vivifians, confidéré par Hyppocrate comme la partie la plus importante de nos humeurs. On verra ailleurs que les Philofophes ont regardés cette liqueur comme la partie la plus pure, la plus perfectionnée de nos alimens, la fleur du fang, une portion du cerveau, une parcelle de l'ame & du corps, &c. Croira-t-on, après l'accord des Médecins de tous les fiècles, à regarder ainfi la liqueur prolifique, croira-t-on, dis-je, qu'elle fe trouvera en quantité prodigieufe dans un homme , parce qu'il aura fait ufage de quelque recette imaginée par l'impuiffance de jouir , & accréditée par le charlatanifme ? Si l'on fe rappelle un inftant, que tout ce qui fert à l'accroiffement des corps , à la réparation des pertes qu'ils font continuellement; en un mot, que ce qui entretient notre exiftence eft extrait des alimens, (*a*) on fentira qu'un homme qui en prend beaucoup fera plus vigoureux qu'un autre , fi les digeftions fe font avec facilité , & fi les glandes qui doivent féparer du chyle les humeurs effentielles à la vie font en bon état. Mais ce qui ne paroîtra guère poffible à l'homme inftruit, c'eft qu'indépendamment des alimens, il y ait certaines fubftances ca-

---

[*a*] Je ne parle ici que de l'exiftence purement matérielle ; de l'exiftence qui nous eft commune avec tous les animaux.

Gy

 Des Aphrodisiaques, ou remèdes pables de faire un Hercule d'un Adonis ; qu'il se trouve dans la Médecine des moyens de porter dans la masse des humeurs, une abondance extraordinaire de ces précieux germes de fécondité. Quand cela seroit, tout ne seroit pas fini pour remplir les vues du voluptueux ; il faudroit encore que les organes destinés à séparer cette humeur, pussent suffire à des secrétions aussi abondantes ; il faudroit encore que les esprits, qui donnent le mouvement aux muscles, sans lesquels la jouissance ne peut avoir lieu, tinssent toujours les muscles érecteurs, les muscles éjaculateurs en action..... On me répondra peut-être que l'espèce de fièvre, de transport qu'occasionent les aphrodisiaques, suffit pour remplit ces conditions.... Je n'ai rien à objecter à cette réponse ; nous sommes hors de la Nature, je dois traiter mon objet sans trop

m'écarter d'elle ; j'ai à parler de la jouiffance qu'elle avoue , & ne dois pas entrer dans des détails fur les convulfions
& fur l'épilepfie. (*a*)

L'AUTEUR du *Tableau de l'Amour
Conjugal* a parlé avec affez d'étendue
des remèdes qui excitent l'homme à
embraffer ardemment une femme. (*b*)
L'article qu'il a deftiné pour cette matière, devient, malgré les proteftations
préliminaires de l'Auteur, un poifon
pour la jeuneffe. On a plufieurs obfervations d'hommes qui ont effayé, ou

(*a*) Les jouiffances forcées & exceffives, font
voifines de cette cruelle maladie, & elle n'en eft
que trop fouvent la fuite. Un remède prétendu
aphrodifiaque, monte l'imagination de l'homme qui
en a fait ufage : il s'excite, il multiplie fes geftes,
fes efforts, pour me fervir des expreffions d'un
célèbre Naturalifte, fans multiplier fes plaifirs ;
mais les fuites en font funeftes.

(*b*) II.e partie, chap. V, art. 4.

fur eux, ou fur d'autres, de fuivre les
avis que donne Venette pour s'exciter
à l'amour : fans qu'il en foit réfulté
rien qui ait fatisfait leurs defirs, des
maladies graves en ont été les fuites.
On fent donc qu'il eft de la dernière
importance de détruire des idées auffi
dangereufes.

VENETTE parlant du *Scinc-marin*,
(qu'il appelle petit *crocodille terreftre*,)
dit que la chair autour de fes reins
mife en poudre, & bue dans du vin
doux, du poids d'un écu d'or, fait des
merveilles pour exciter un homme à
l'amour; auffi, continue-t-il, l'a-t-on
fait entrer dans la compofition qui ir-
rite nos parties fecrettes, & qui fait
aimer éperdument. Il dit encore que
nous ne connoiffons prefque pas en
France cet animal. Mais Venette fe
trompe ; les payfans d'Egypte portent
de ces lézards au Caire ; d'où, par

Alexandrie, on les transporte à Venise & à Marseille, pour les disperser dans toutes les pharmacopées de l'Europe. Ce lézard, en Egypte & en Arabie, se nourrit de plantes aromatiques. Les Arabes s'en servent, dit-on, pour s'exciter à l'amour, & c'est un secret que les Egyptiens ne négligent pas, mais que, selon les *Actes d'Upsal*, (a) les Européens méprisent. Cette indifférence des Européens pour un moyen que l'on assure capable de tant multiplier les plaisirs, ne doit pas donner une grande idée de son efficacité ; ou bien les Arabes ne deviennent si redoutables en amour, après avoir usé du scinc, que parce qu'il les rend maniaques, & alors les Européens en peuvent rejeter l'usage par cette raison. Quoiqu'il en soit, on nous parle du

____

(a) Année 1750.

scinc comme capable de réfister au venin, & d'augmenter la femence ;
mais les Auteurs ne font pas d'accord
fur la partie de cet animal dont il faut
faire ufage.

VENETTE, comme nous avons dit,
recommande la chair qui eft autour des
reins, & en cela il a fuivi Diofcoride ; Galien dit au contraire, que ce
font les reins mêmes dont il faut faire
ufage ; Pline veut qu'on emploie la
dépouille & les pattes; M. Lemeri dit,
que plufieurs préfèrent les reins des
fcincs à tout le refte du corps, mais
qu'ils font également bons par-tout. Il
en fixe la dofe au poids d'une dragme,
(72 grains) ce qui eft plus modéré
que la dofe que prefcrit Venette.
Toutes ces variétés, en un point fur lequel il feroit facile de s'accorder,
ne font-elles pas naître des doutes fur
les vertus du fcinc ? & malgré les

égards que l'on doit aux anciens, ne peut-on pas dire que les merveilles qu'ils ont avancées fur ce lézard fe réduifent à peu de chofe ? Je crois qu'il vaut mieux le regarder comme un remède contre lequel on doit être en garde, [a] que d'en faire ufage dans l'efpérance de multiplier nos plaifirs.

LE chervi, plante potagère dont les racines font d'un ufage commun dans les cuifines, paffe auffi pour capable d'exciter à l'amour. Les hiftoriens affurent que Tibère, le plus lafcif des

____

(a) Sa qualité anti-vénéneufe l'a fait entrer dans le fameux *Mithridate* ; & fa vertu aphrodifiaque dans l'électuaire *Diafatyrion* : mais les Médecins éclairés favent jufqu'à quel point on doit donner fa confiance à ces fameufes recettes tant vantées par les anciens. Matthiole dit même qu'il eft dangereux de fe fervir d'une efpèce de fcinc que l'on trouve aux environs de Venife, & que l'on emploie au défaut de ceux que l'on nous apporte d'Egypte.

Empereurs, en exigeoit des Allemands une certaine quantité, en forme de tribut, pour se rendre vigoureux avec ses femmes; & Venette rapporte, d'après le récit des matelots qui viennent du septentrion, qu'en Suède, les femmes en font prendre à leurs maris, quand elles les trouvent trop lâches à l'action pour laquelle les sexes s'unissent.

Si la racine du chervi n'est pas un puissant aphrodisiaque, elle est néanmoins propre à exciter à l'amour, ainsi que tous les autres alimens flatueux; & c'est par cette dernière qualité qu'elle peut quelquefois nuire à l'économie animale, si l'on en use avec excès. Il faut donc nécessairement beaucoup rabattre de la confiance qu'avoient les anciens dans le chervi pour exciter abondamment la liqueur prolifique; sans cela, cette plante n'auroit pas été recommandée par Boerhave comme sa-

lutaire dans la *phtysie*, la consomption, & toutes les maladies de la poitrine, dont on sait que la cure ne s'accorde pas avec l'idée & les desirs de la
jouissance. (*a*)

C'EST sur la plante nommée *Satyrion*, dont les Botanistes ont distingués quatorze espèces, qu'ils ont nommées *orchis*, que ceux qui ont besoin
de remèdes aphrodisiaques, fondent
leur espérance. En effet, de quels
secours ne devient pas une plante qui
peut occasioner des prodiges, si l'on
en croit ses apologistes? On se rappelle cet Indien dont j'ai parlé, qui
avoua que par le moyen d'une plante

____

(*a*) M. Lemeri, dans son *Traité des Drogues*,
donne la racine du chervi comme vulnéraire, apéri-
tive, & capable d'exciter la semence : il ne dit rien
de cette dernière qualité dans son *Traité des Alimens*,
à l'article où il est question de cette plante.

dont il étoit le porteur, & qu'Andro-
phile Roi des Indes envoyoit à An-
tiochus, il avoit eu affez de vigueur
pour fournir à foixante & dix embraffemens. (*a*)

CETTE plante, qu'on a nommée
l'*Herbe de Théophrafte*, a beaucoup
embarraffé les Botaniftes anciens &
modernes, & enfin plufieurs d'entr'eux
ont cru que ce ne pouvoit être qu'une
efpèce d'*orchis*. Matthiole paroît en
convenir, mais comme il a obfervé
que les perfonnes qui ufoient de la racine du *fatyrion*, ne paroiffoient pas

---

[*a*] Au rapport de Théophrafte, cette herbe avoit
une *grandiffime vertu d'échauffer à paillardife* : car
non-feulement fi l'on en mangeoit, mais fi l'on
en faifoit une application aux parties génitales, *on
accompliffoit l'afte vénérien douze fois....... autant de
fois que l'on vouloit*, &c. Quant aux femmes, fi
elles en mangeoient, *encore plus chaudes devenoient
que les hommes*, &c. Voyez Matthiole fur Diofcoride, livre III. chap. CXXVII.

beaucoup plus *émues à luxure*, il conclut que nous avons perdu le vrai satyrion des anciens. Une autre raison
qu'allégue ce Commentateur du peu
d'efficacité du satyrion, (& cette raison
paroîtra bien ridicule,) c'est, dit-il,
que cela peut arriver par l'ignorance des
Médecins, qui ordonnent toutes les deux
racines ensemble , l'une corrompant la
vertu de l'autre. Quoiqu'il en soit, nos
Botanistes, qui dans les vertus attribuées
aux plantes se copient les uns les autres ,
recommandent presque tous l'usage du
satyrion pour exciter à l'amour. Quelques-uns prétendent que toutes les
espèces sont également bonnes pour
remplir leur objet, d'autres conseillent
de s'attacher particulièrement aux espèces qui sont les plus bulbeuses ; enfin, parmi celles-ci, on recommande
le *satyrion mâle à feuilles étroites* (a)

____

(a) *Testicule de chien.* Cette espèce est le satyrion

& le *satyrion à larges feuilles.* [a]

LES Turcs ont aussi leur *satyrion*, (b) qui croît sur les montagnes de Bursia, près de Constantinople, & dont ils font usage pour réparer leurs forces & se provoquer à l'acte vénérien. C'est surtout de l'orchis accrédité en France depuis environ dix ans, sous le nom de *salop* ou *salep*, (c) que les Turcs & les Persans font la plus grande consommation. Cette plante croît sur les con-

---

commun des herboristes, qu'on trouve aisément dans les bosquets & les prés. Sa racine est composée de deux tubercules arrondis, charnus, gros comme des noix muscades, dont l'un est plein & dur, l'autre ridé & fongueux, &c.

[a] *Grand testicule de chien.* Les bulbes de cet orchis sont plus gros que dans le précédent. On le trouve dans les environs de Paris & dans beaucoup d'autres lieux.

[b] *Orchis fœmina procerior, majore floro.* Tournefort.

[c] *Salep Turcarum.*

fins de la Perſe & de la Chine ; on prépare ſa racine en la faiſant ſécher au
ſoleil dès qu'on lui a fait ſubir l'ébulli-
tion ; après cette préparation, elle
a perdu ſa peau & eſt devenu tranſ-
parente : c'eſt ainſi que les Orientaux
la gardent pour s'en ſervir & pour en
faire un objet de commerce. Lorſque
les racines du ſalop ſont ainſi préparées,
on peut les réduire en poudre auſſi fi-
ne que l'on veut : on en fait une bouil-
lie efficace pour réparer les forces per-
dues, ou par une maladie, ou par un
grand âge. Les Chinois & les Perſes,
dit Albert Seba, font un très-grand
cas de cette racine, à laquelle ils at-
tribuent la vertu aphrodiſiaque : ils
lui reconnoiſſent encore d'autres vertus confirmées, diſent ils, par l'expérience; c'eſt pourquoi, lorſqu'ils en-
treprennent un long voyage, ils en portent toujours avec eux comme un mé-

dicament spécifique contre toutes sortes de maladies & de langueurs. (a)

Il faut croire que c'est avec cet orchis que l'on compose une liqueur gluante, en usage dans les cabarets de Perse, & qui au rapport de Venette, échauffe beaucoup. Le salop, que l'on administre en France aux malades, est le même que celui de Perse ; & s'il ne répond pas, comme aphrodisiaque, aux qualités qu'on lui attribue dans les pays chauds, il faut convenir, ou que ces racines perdent pendant le transport presque toute leur vertu, ou, ce qui me paroît plus probable, que les voyageurs nous en imposent souvent.

Je ne regarde pas néanmoins la racine du salop comme inutile, lorsqu'il s'agit de réparer les forces : on

____

(a) V. *le Journal de Médecine*, tome XI. p. 264.

fait qu'elle convient aux phtyfiques ; & qu'elle peut être d'un grand fecours dans les dyffenteries, les coliques bilieufes, &c. mais il y a loin de-là à une plante capable de faire opérer des prodiges en amour, tel qu'on nous annonce le fatyrion.

POUR détruire le préjugé que l'on a fur les orchis ou fatyrions, il fuffira de remonter à fon origine. Venette dit que cette plante, [le fatyrion] doit fon nom à fes effets ; elle nous rend, dit-il, femblable à des Satyres, & voilà d'où elle tient fon nom. M. Lemeri, dit que le nom d'orchis vient du Grec & fignifie *appeto*, (je defire,) parce que l'ufage de la racine de cette plante excite les defirs lubriques. Il s'enfuivroit de ces étymologies que le tefticule de chien fut employé d'abord, & qu'enfuite on lui donna un nom analogue à fes vertus ; mais voici une autorité qui réfute ce sentiment. M. Chomel, que j'ai déjà cité en parlant de l'*agnus-castus*, prétend que l'orchis est une de ces plantes dont on a conjecturé, dans des temps de ténèbres, les propriétés sur la forme extérieure de leurs parties ; parce que la racine de cette plante, dit-il, ressemble aux testicules, on a jugé qu'elle pourroit être utile à la génération. (*a*) Si cet Académicien a quelque confiance au fameux électuaire de *satyrio*, qu'on donne pour réveiller les esprits & rétablir les forces épuisées, il ne la doit pas à l'orchis ; les ingrédiens àcres, dit-il, comme la semence de roquette, le poivre, le gingembre, les aromates spiritueux, &c. qui forment cette composition, en font plutôt la vertu, que les racines

de

____

(*a*) *Histoire des Plantes usuelles*, tome I.

de la plante dont il s'agit. (*a*)

APRÈS avoir regardé comme fabuleuses les propriétés surnaturelles de l'orchis, on me dispensera d'entrer dans aucun détail sur les autres plantes auxquelles on attribue les mêmes vertus. Ces plantes sont toutes exotiques ; & la plupart des auteurs ne s'accordent ni sur leur nom, ni dans les descriptions qu'ils en donnent. Si l'on veut se donner la peine de débrouiller ce cahos, on verra que ces plantes sont presque toutes des poisons auxquels certaines Nations ont su s'accoutumer ; & que s'il résulte de leur usage une plus grande

______

(*a*) Themison rapporte que plusieurs personnes moururent en Crête d'un *Satyriasis*, qui avoit pour cause un mauvais régime & un usage trop fréquent du *Satyrion*. On voit par cette observation que l'électuaire *de satyrio* peut devenir dangereux, non pas par l'*orchis*, mais à cause des autres drogues qui entrent dans sa composition, & qui sont capables d'enflammer le sang en lui communiquant trop d'activité.

I. Partie.   H

force pour les plaisirs de l'amour, on la doit à l'espèce d'ivresse & de folie que ces plantes procurent à ceux qui en font usage, comme nous le verrons en parlant de l'Opium.

J'AI parcouru les Relations des voyageurs les plus accrédités, & je peux assurer que parmi tant de nations différentes qui habitent notre globe, il n'en est pas, ou du moins presque pas, qui ne soit dans l'habitude de faire usage de quelque substance enivrante, dans des vues qui différeront suivant la nature du climat & la constitution dominante de la nation.

LES Kamtchadales se servent quelquefois, pour se régaler, d'une espèce de champignon venimeux connu en Russie sous le nom de *Mucho-more*; (qui tue les mouches) les effets en font singuliers, & les partisans des aphrodisiaques n'auroient pas manqué

de ranger dans cette claſſe le champignon ruſſe, s'il eut été connu plutôt.
Il produit d'abord des tremblemens
convulſifs par tout le corps , ſuivis
d'une ivreſſe & d'un délire ſemblable
à celui d'une fièvre chaude. Mille
phantômes gais ou triſtes , ſuivant la
différence des tempéramens, ſe pré-
ſentent à l'imagination de l'homme qui
a mangé le mucho-more. Quelques-
uns ſautent, d'autres danſent ou pleu-
rent, & ſont dans des frayeurs terribles.
Un petit trou leur paroit une grande
porte , une cueillerée d'eau une mer.
» L'état où ce champignon les met,
» eſt ſemblable à celui où l'on dit que
» les Turcs ſe trouvent lorſqu'ils ont
» bu de l'opium. » (a)

---

[a] *Hiſtoire du Kamtchatka* , contenant, &c. &c.
par M. Kracheninnikow , Profeſſeur de l'Académie
des ſciences de S. Petersbourg. Chap. XIV.

H ij

Tous les Kamtchadales affurent que ceux qui mangent de ce champignon, font excités par la puiffance invifible du macho-more, qui leur ordonne de faire tant de folies différentes. Leurs actions font même alors fi dangereufes pour eux, qui fi on ne les gardoit pas à vue, ils périroient prefque tous. L'Auteur de l'ouvrage dont nous tirons ceci, rapporte l'effet du champignon fur quelques cofaques, effets dont il affure avoir été témoin. Le mucho-more ordonna à un domeftique du Lieutenant-Colonel Merlin, d'étrangler fon maître, & il l'auroit fait fi fes camarades ne l'en euffent empêché. Un autre habitant du pays s'imagina voir l'enfer & un gouffre affreux où il alloit être précipité ; & qu'une puiffance invincible lui ordonnoit de fe mettre à genoux & de confeffer fes péchés, ce qu'il fit en effet devant tous fes compagnons qui étoient en grand nombre dans la chambre, & qui apprirent quantité de choses qu'il n'avoit pas certainement envie de leur dire. L'interprête de M. Kracheninnikow, devint si furieux, ayant usé du champignon, qu'il vouloit s'ouvrir le ventre avec un couteau, & ce fut avec bien de la peine qu'on l'en empêcha. Un soldat en ayant mangé un peu avant de se mettre en route, fit une grande partie du chemin sans être fatigué; enfin après en avoir mangé encore jusqu'à être ivre, il se serra avec violence les parties de la génération, & mourut. *(a)*

C'EST sur-tout cette observation malheureuse, qui eut pu faire regarder le champignon russe comme un puissant aphrodisiaque. En effet, ne pourroit-on pas dire que cette substance agit par-

_____

(a) Histoire du Kamtchatka, loco citato.

ticulièrement fur les organes fpermatiques, & que le malheureux dont il
eſt queſtion, ne pouvant retenir davantage la fureur érotique qui l'agitoit,
fe vengea fur les parties rebelles ?
Voilà cependant ce qu'auroient aſſuré
il y a quelque temps, les Auteurs qui
auroient eu à donner l'hiſtoire du
mucho-more, comme ont fait ceux
qui ont écrit celle du fatyrion, de
l'opium & de tant d'autres ſubſtances.

,, LE *Borax* raffiné, eſt, dit Ve-
,, nette, au nombre des remèdes qui
,, excitent puiſſamment l'amour. Il eſt
,, une efpèce de fel dont uſent aujour-
,, d'hui nos Orfévres pour faire fon-
,, dre plus aiſément l'or qu'ils mettent
,, en œuvre. Il pénètre toutes les par-
,, ties de notre corps, il en ouvre tous
,, les vaiſſeaux, & par la ténuité de ſa
,, ſubſtance, il conduit aux parties gé-

„ nitales tout ce qui eſt capable en
„ nous de ſervir de matière à la ſe-
„ mence. Il a tant de vertu, ainſi que
„ l'expérience me l'a fait ſouvent con-
„ noître, continue Venette, que ſi
„ l'on en donne à une femme qui ne
„ peut accoucher, un ou deux ſcru-
„ pules dans quelque liqueur conve-
„ nable, l'on en verra bientôt les
„ effets ſurprenans. Il ſe porte d'abord
„ aux parties naturelles, & y produit
„ tout ce que l'on peut attendre d'un
„ remède qui a été tenu fort long-
„ temps pour un ſecret. On ne doit
„ donc pas appréhender d'en uſer par
„ la bouche, continue notre auteur.
„ L'uſage n'en eſt point dangereux ;
„ & ſi quelques Médecins ont écrit
„ qu'il étoit un poiſon, ils ont con-
„ fondu la *chryſocolle* des Grecs avec
„ le *borax* des Arabes, l'un & l'autre
„ ſervant à faire fondre l'or plus ai-

H iv

,, fément.... Si des Médecins (*a*) s'en
,, font heureufement fervis dans les
,, maladies des femmes, nous ne de-
,, vons point en avoir de l'horreur ; &
,, fi Mercurial nous affure qu'il agit
,, fi puiffamment pour les parties na-
,, turelles de l'un & de l'autre fexe,
,, qu'il jette même les hommes dans
,, le *priapifme* fi l'on en ufe avec ex-
,, cès, nous pouvons *hardiment* nous
,, en fervir avec modération. »

J'ai donné en entier ce paffage, afin qu'on juge mieux qu'il étoit néceffaire de le réfuter.

On n'eft pas d'accord fur l'origine du borax : quelques perfonnes ont cru que cette fubftance, qui reffemble à l'alun, n'étoit qu'une production de l'art ; d'autres ont penfé que nous de-

---

(*a*) Fallope, Delobel, Rodriguez à Caftro, & Mercurial.

vions ce sel à la Nature : quoiqu'il en soit, on l'apporte des Indes orientales en Europe ; il a alors besoin d'une légère purification que lui donnent les Hollandois & les Vénitiens. On le distribue ensuite dans toutes les parties de l'Europe. (a)

ON a été très-long-temps à travailler sur le borax, & par conséquent il n'y

___

[a] On prétend que cette purification est un secret que possèdent les Vénitiens & les Hollandois exclusivement ; mais M. Geoffroy, dans un Mémoire sur le borax, observe que sa purification n'est pas un secret propre aux Hollandois, puisque, dit cet habile Chymiste, il y a un particulier dans le faux-bourg S. Antoine, [à Paris] qui a raffiné le borax, & qui en a livré aux marchands d'aussi beau, & d'aussi pur que celui de Hollande. Cette citation peut paroître étrangère à mon objet, mais ayant vu, sur-tout dans plusieurs ouvrages modernes, que les Hollandois possédoient seuls la manière de perfectionner le borax, j'ai cru devoir rappeller ce passage de M. Geoffroy. Il est onéreux, pour le commerce en général, d'être persuadé que telle ou telle Nation est propriétaire d'un secret qui n'en est plus un.

avoit guère que des hommes hardis qui puſſent l'employer intérieurement. (*a*) Il y avoit un préjugé aſſez fort contre cette ſubſtance que pluſieurs confondoient avec la *chryſocolle* des anciens, que l'on tiroit des mines de cuivre, & qui paſſoit pour un poiſon. Or , un homme qui fait le dangereux voyage d'Egypte, pour aller voir des pyramides, ne manque pas à ſon retour de raconter

---

(*a*) Les chymiſtes ont été long-temps dans l'indolence au ſujet du borax ; ils l'employoient dans leurs opérations ſans même avoir étudié ſa nature, & ce n'eſt que depuis M. Homberg que l'on s'eſt appliqué à ſoumettre cette ſubſtance aux épreuves chymiques. Il ne faut pas appliquer à notre borax, ce que Pline, Dioſcoride, Avicennes, Ariſtote & d'autres en ont dit. Aux deſcriptions que nous ont laiſſés ces Auteurs, on reconnoît la *chryſocolle* des anciens, & quelquefois le *natron* des Egyptiens : ſuivant une ancienne compoſition de Myrepſas , Auteur Grec, le borax eſt une pierre ; le borax d'Ariſtote étoit un excellent remède pour les yeux ; Albert le Grand, nomme borax une pierre que l'on trouve, dit-il, dans la tête du crapeau , &c.

des merveilles qu'il n'a pas vu ; il en est
de même de celui qui essaie une substance
que l'on ne connoît pas encore. Tout
devient merveilleux alors ; & ceux qui
prirent le borax, crurent apparemment
n'avoir rien de mieux à dire sur ces
vertus que la faculté, si recherchée, dans
tous les temps, de multiplier les plaisirs
amoureux.

En examinant avec attention les
différens procédés des chymistes modernes, pour découvrir la nature du
borax, on ne peut pas décider *hardi-*
ment sur ses vertus. Je ne rapporterai
pas ici ce qu'ont dit d'habiles chymistes (a) du sel sédatif, découvert par
M. Homberg en travaillant sur le borax.
Un fait connu de la plupart des Médecins, c'est que le sel volatil narcotique du vitriol, ou sel sédatif de M.

____

(a) MM. Lemeri, Rouelle Bourdelin & Baron.

Homberg, dont on a tant vanté la vertu calmante, ne remplit pas bien exactement les vues que l'on a dans les maladies pour lesquelles il est recommandé. Il en est de même du borax, d'où le sel d'Homberg est tiré ; on trouve ses vertus décrites, amplifiées, dans tous les ouvrages où il est question de cette substance, & les bons praticiens ne paroissent pas en faire un grand cas. Il est vrai qu'on l'ordonne quelquefois pour faciliter l'expulsion du fœtus, mais les aiguillons du borax ne paroissent point assez forts pour procurer un secours prompt dans un accouchement laborieux, à moins qu'on ne le relève par quelques autres ingrédiens plus énergiques ; (a) & encore,

____

(a) On peut dire que le borax ne fait guère plus dans la fameuse poudre emmenagogue de Fuller, & dans celle de Mynsicht, que le satyrion dans l'électuaire *de satyrio*. Ces poudres sont aiguisées

les médecins inftruits paroiffent ne faire aucun cas de ces prétendus remèdes propres à faciliter l'expulfion du fœtus.

PUISQUE le borax joüit, par l'enthoufiafme de quelques Auteurs, d'une réputation qui lui eft refufée par l'expérience, il eft donc inutile de tant exhalter fes vertus merveilleufes en amour. Si quelques hommes ont été atteints du priapifme pour en avoir fait ufage, c'eft qu'ils s'en étoient fervis préparé avec des fubftances âcres, échauffantes, qui avoient occafioné cet accident. Des Auteurs prétendent que quelques grains de borax pris dans un œuf poché, fuffifent pour rendre un homme robufte dans les plaifirs. Cette obfervation fuffiroit pour prouver la vertu du borax fi recommandé par Ve-

avec la mirrhe, le fafran, l'huile de cannelle, la fabine, &c. comme l'électuaire *de fatyrio* l'eft par les fubftances dont nous avons parlé plus haut.

182 *Des Aphrodisiaques, ou remèdes*
nette ; mais l'expérience, car c'est ici
où elle doit servir de guide, prouve
qu'à la vérité, cette substance agit dans
les hommes, qui n'ont besoin que d'un
œuf poché pour être excité à l'amour ;
tandis qu'elle laisse dans leur engourdissement ordinaire ceux que les alimens
chauds ou venteux ne peuvent émouvoir.

On a beaucoup parlé des *Cantharides*
comme d'un puissant aphrodisiaque,
& quelques hommes, voulant en faire
usage, ont reconnu combien ces insec-
tes sont un poison corrosif & redoutable. Il porte ses effets à la vessie & y
cause des ravages affreux : il n'est donc
pas étonnant que ce poison, lorsqu'il
commence à opérer, excite par ses
pointes redoutables une irritation violente dans les parties de la génération.
Mais il ne faut pas le regarder comme

portant l'homme aux plaisirs & lui fournissant les moyens inépuisables d'y sacrifier. Venette, dit que les mouches cantharides ont tant de pouvoir sur la vessie & sur les parties génitales de l'un & l'autre sexe, que si l'on en prend deux ou trois grains, l'on en ressent de telles *ardeurs*, que l'on en est ensuite malade. Il donne l'observation d'un de ses amis, qui mangea le soir de ses nôces d'une pâte de poire dans laquelle son rival avoit mis des cantharides. La nuit étant venue, le marié caressa tellement sa femme, qu'elle en fut incommodée ; mais ses délices, continue notre Auteur, se changèrent bientôt en tristesse, lorsque cet homme, vers le milieu de la nuit, se sentant extrêmement échauffé, avec une grande difficulté d'uriner, s'apperçut qu'il rendoit du sang par la verge.....
Ce malade, malgré tous les soins que

l'on eut de lui , ne put guérir qu'avec bien de la peine.

NOUS n'examinerons pas fi le venin de la cantharide a fon fiége dans la tête, dans les pattes , ou s'il réfide dans toutes les parties de l'animal; nous n'examinerons pas non plus , comment & pourquoi il affecte la membrane de la veffie , de préférence à celles qu'il rencontre avant de parvenir à cette membrane : le temps que je mettrois à ces difcuffions fera mieux employé à donner quelques obfervations capables de convaincre mes lecteurs , que la cantharide eft un pòifon qui doit être entièrement profcrit des médica-mens internes. (*a*)

(*a*) La *Pharmacopée* de Paris a banni de fon recueil l'ufage des cantharides prifes intérieurement , & un ancien Réglement de Police défend aux Apothi-caires d'en vendre à qui que ce foit , à moins qu'iis ne connoiffent bien l'acheteur , & qu'ils ne foient fûrs que c'eft pour employer ces mouches extérieu-rement.

ON lit dans les Œuvres d'Ambroife Paré, qu'une courtifanne ayant invité un jeune homme à fouper, lui préfenta des ragoûts qu'on avoit faupoudrés avec de la poudre de cantharides, & que ce malheureux fut attaqué d'un priapifme, & d'une perte de fang par l'anus, qui lui caufa la mort malgré tous les remèdes qu'on lui donna. (*a*)

LES *Ephémérides d'Allemagne* nous difent, qu'un charlatan ayant donné à un homme de diftinction, des cantharides, comme un remède propre pour exciter à l'amour, ce remède mit au tombeau celui qui l'avoit pris, onze jours après qu'il en eut fait ufage, & après avoir fouffert des douleurs longues & cruelles.

UNE perfonne, pour avoir pris du tabac dans lequel on avoit mis un peu

____

(*a*) Voyez les détails de cette Obfervation, dans les Œuvres de ce Chirurgien, Liv. XXI, chap. XXXV.

de la poudre de cantharides, fut sur le champ attaquée d'un mal de tête violent, & d'un pissement de sang très-dangereux.

WEDELIUS dit avoir connu un homme, qui ayant pris, pour s'exciter à l'amour, une infusion de cantharides dans du chocolat, fut attaqué d'une dysurie insupportable, & d'une ardeur violente dans la verge, dont il ne put guérir qu'en buvant beaucoup de lait nouveau, & en faisant usage des remèdes indiqués dans ces circonstances.

UN Médecin voulant éprouver l'effet d'un électuaire aphrodisiaque, dans lequel il entroit des cantharides, en prit la grosseur d'une châtaigne. Il paya cher sa curiosité ; des accidens affreux le conduisirent aux portes du tombeau ; il ne se rétablit que par l'usage qu'il fit des remèdes indiqués en pareil cas, & qui

malheureusement ne réuffiffent pas toujours. *(a)*

IL eſt aiſé de voir par ces obſervations, que l'uſage intérieur des cantharides doit être entièrement proſcrit de
la Médecine, & avec beaucoup plus
de raiſon, des formules populaires dictées par l'ignorance, la témérité, &
accréditées par l'impoſture. On citeroit
envain l'autorité de quelques anciens
qui employoient intérieurement les cantharides; la plupart ont été très-prudens
ſur leur uſage, même extérieur : &
Aretée, le premier qui ait appliqué des
cantharides ſur la peau de la tête comme veſicatoire, ordonnoit au malade
de prendre du lait pendant trois jours
avant l'application du topique, afin de
prévenir le dommage qu'il pourroit cau-

(a) Diſt. de Méd. art. CANTHARIDES. Suite de
la Matière Médicale. Vol. 1 , &c.

ſer à la veſſie. (*a*) On ſait qu'il n'eſt pas nécceſſaire de donner les cantharides intérieurement pour qu'elles affectent cette partie délicate , l'application en forme de veſicatoire a ſouvent ſuffi pour exciter des accidens graves ; & les Médecins ſavent les précautions qu'ils ſont obligés de prendre pour les prévenir où les calmer.

UN célèbre Médecin , & qui a examiné avec l'exactitude la plus ſcrupuleuſe , l'action des médicamens ſur le corps humain , parle des cantharides en pluſieurs endroits de ſes Ouvrages , & ce qu'il en dit eſt bien capable de

---

(*a*) Aretée , appliquoit les cantharides pour guérir l'épilepſie ; ainſi il potwoit prendre ſon temps & préparer ſes malades. Ces précautions ne peuvent pas être en uſage aujourd'hui à chaque application , qui ſe fait très-communément dans les maladies aiguës, comme dans certaines fièvres malignes, dans l'apoplexie, la léthargie, où le ſuccès du remède dépend preſque toujours de la célérité avec laquelle on l'emploie.

donner des frayeurs fur l'ufage interne des cantharides. ,, Appliquées fur la ,, peau, dit-il, elle l'enflamme, élèvent ,, l'épiderme en veffie ; prifes intérieu- ,, rement, même à petite dofe, elles ,, caufent la *dyfurie*, (difficulté d'uri- ,, ner) le *priapifme*, ou des érections ,, involontaires ; ce venin fournit un ,, *filtre mortel.* (a).... Les cantharides ,, prifes par la bouche excitent des pif- ,, femens de fang, des *érections con-* ,, *vulfives*, &c. (b)

LES remèdes capables de réprimer la violence des cantharides, lorfqu'on a eu le malheur ou la témérité d'en

---

[a] *Differtation fur les Médicamens qui affectent certaines parties du corps humain plutôt que d'autres, & fur la caufe de cet effet* ; qui a remporté le prix de l'Académie de Bordeaux, par M. de Sauvages, Confeiller-Médecin du Roi, &c.

(b) *Idem*, voyez auffi la favante *Differtation* du même Auteur, fur les *Animaux venimeux de France*, première partie.

uſer intérieurement , ou même que leur application a des ſuites fâcheuſes, ſont indiqués par Boerrhave (*a*) qui recommande les vomitifs, les liqueurs aqueuſes , délayantes , les ſubſtances huileuſes émollientes & les acides qui réſiſtent à la putréfaction. Ramazini , (*b*) conſeille aux Apothicaires de ſe garantir de la pouſſière qui s'élève des cantharides lorſqu'on les pile , & de prendre d'avance , ou dans le temps même qu'ils travaillent , de fréquentes verrées d'une émulſion de ſemences de melon , de lait ou de petit lait. Lindeſtolpe (*c*) aſſure , d'après pluſieurs obſervations , que rien n'eſt plus efficace contre l'action des cantharides , lorſqu'elles déchirent le col de la veſſie , que de boire une quantité conſidérable de liqueurs

(*a*) *Inſtitut. Med.*
(*b*) *Opera Medica & Phyſiolog.*
(*c*) *De Venenis.*

acides, & de les appliquer extérieurement : le meilleur de ces acides, pour
l'ufage extérieur, eft le vinaigre blanc,
chaud ; mais l'oximel fimple eft ce
qu'on peut employer de mieux intérieurement. D'autres Auteurs (*a*) indiquent & recommandent également
les émulfions faites avec les amandes
douces, les femences froides, le lait
pris en grande abondance, le fyrop
de diacode, la ptifane faite avec la
racine de guimauve & la graine de lin ;
les injections adouciffantes dans la
veffie, lorfqu'il eft poffible de le faire,
& le demi-bain d'eau tiède. Enfin,
M. de Sauvages prefcrit les bains,
la faignée, les émulfions pour remplir les indications générales, & le
camphre qui préfente, dit le célèbre
profeffeur de Montpellier, (d'après un

(*a*] Foreftus, Wedelius, Bartholin, &c, &c.

praticien Anglois,) un remède spécifique. [a]

J'ai cru devoir expofer les moyens
de remédier aux accidens que peuvent
caufer les cantharides , parce que ces
accidens doivent ne pas être rares. On
les a vu paroître avec force dans un
homme qui s'étoit livré au fommeil à
l'ombre d'un arbre fur lequel étoient
des cantharides : dans d'autres perfonnes l'attouchement de ces mouches
a fuffi pour qu'elles en foient incom-
modées.

ON a recommandé auffi l'ufage de
la chair de *Lion* pour exciter à l'Amour;
Venette n'a aucune confiance en cet
aphrodifiaque, parce que l'expérience ,
dit-il , a fait connoître que cette chair
étoit

(a) *Differtation fur les animaux venimeux de
France.*

étoit ennemie des hommes ; un Médecin, ajoute-t-il, en ayant donné
trois gros au Califo Vaticus, pour l'exciter à aimer, il le tua au lieu de le
guérir. Après ce que j'ai dit plus haut,
on ne me foupçonnera pas d'attribuer à
la chair de Lion la vertu de préparer
un homme à la jouiffance exceffive des
plaifirs ; mais je ne la crois pas non
plus affez pernicieufe pour devenir un
poifon lorfqu'elle eft employée comme
aliment. Elle eft d'un goût défagréable
& fort, & malgré cela, les Nègres &
les Indiens, qui ne la trouvent pas
mauvaife, en font ufage lorfqu'ils peuvent s'en procurer, fans qu'il en pa-
roiffe réfulter aucun accident. (*a*) On
lui attribue, au contraire, la vertu de
fortifier le cerveau, & de diffiper les

[*a*] Voyez l'*Hiftoire Naturelle* de M. de Buffon,
tom. XVIII. de l'édition in-12.

I. Partie. I

194 *Des Aphrodisiaques, ou remèdes*
vapeurs. (*a*) Il ne faut donc pas croire
que trois gros de cette chair aient pû
faire mourir ce *Vaticus*, si le Médecin
qui la lui avoit fait prendre, n'y eut
mêlé quelqu'autre ingrédient capable
d'occasioner cet accident.

Il est peu d'animal qui ait joui d'une
aussi grande réputation que le *Cerf* dans
la matière médicale, puisque si l'on en
croit quelques Auteurs, ce quadrupède
est une médecine, un préservatif universel. Pline (*b*) observe que le Cerf
n'est jamais attaqué de la fièvre. Aussi,
l'usage de la chair de Cerf prévient-il
cette maladie. *Je connois*, dit ce Na-
turaliste, *des Princesses, qui ont vécu*

[*a*] Voyez le *Dictionnaire des Animaux*, à l'art.
Lion. *L'Histoire Naturelle des Animaux*, par M.
Arnaud de Nobleville, &c. tom. V, *Les Voyages* de
Labat, &c.

(*b*) Liv. VIII. chap. XXXII.

long-temps , fans être jamais attaquées de la fièvre , par l'ufage journalier qu'elles faifoient de la chair de Cerf à leurs repas. [a] Prefque tous les anciens ont regardé les parties du Cerf comme efficaces contre le venin ; les modernes en ont excepté la queue , qui eft , felon eux , un poifon affez violent.

CARDAN affure que les larmes épaiffies du Cerf font un préfervatif efficace , fi on les porte fur foi. Agricola, dit la même chofe des dents de l'animal. Et un Philofophe de la fecte de Platon [b] affure qu'il fuffit de fe couvrir de la peau du Cerf pour n'avoir rien à redouter d'aucune efpèce de poifons. On fait les vertus miraculeufes

----

(a) Pline obferve que pour qu'elle faffe cet effet , il eft néceffaire que l'animal n'ait eté tué que par une feule bleffure. Plufieurs Auteurs ont fait voir l'abfurdité de Pline à ce fujet.

[b] *Sextus.*

attribuées à ce qu'on nomme improprement, *os de cœur de Cerf*: on fait auffi que cette fubftance cartilagineufe eft recommandée dans les maladies du cœur. On ne fera pas furpris actuellement lorfque je dirai qu'on attribue au *penis* du Cerf la vertu de fournir à l'homme, en abondance, la liqueur précieufe, fource de fes plaifirs amoureux.

Il n'eft pas de mon objet de parcourir toutes les parties du Cerf recommandées pour la cure des maladies, examinons feulement fur quoi font fondées les vertus que l'on attribue à quelques-unes de ces parties relativement à l'amour.

Xenophon nous dit, que fi l'on oint les tefticules & les parties naturelles de l'homme avec de la poudre de queue de Cerf, calcinée & broyée avec du vin, l'on excite en lui des

defirs amoureux, que l'on peut calmer, s'ils font exceffifs, en oignant
ces mêmes parties avec de l'huile. On
a recommandé cet aphrodifiaque depuis Xenophon, & il y a apparence
qu'il n'eft guère en réputation aujour-
d'hui, parce qu'on en a reconnu le
peu d'efficacité. Je crois découvrir la
raifon qui a fait regarder la queue du
Cerf comme un ftimulant fameux par
les anciens. On a cru long-temps,
(c'eft-à-dire, jufqu'à ce que la zooto-
mie, ou difflection des animaux, ait
éclairé la phyfique,) que la queue du
Cerf étoit le réceptacle de la bile; que
l'abondance, l'âcreté de cette liqueur
caufoit la lubricité ; & que le Cerf
étant tranfporté par une fureur érotique pendant le *rut*, il étoit le plus
lubrique des animaux ; donc la bile de
ce quadrupède, appliquée fur les parties naturelles d'un autre animal, de-

I iij

voit irriter ces parties. Ce raifonne-
ment tombe de lui-même aujourd'hui,
parce que l'on fait qu'à la vérité, le
Cerf eft privé de la véficule du fiel,
mais que fa queue, qui ne diffère de
celle des autres animaux que par la
longueur, ne contient pas plus d'humeur bilieufe que toute autre partie de
fon corps. Au refte, l'application de la
queue du Cerf, telle qu'elle eft recommandée par les anciens, a peut-être
produit de bons effets dans des hommes d'un tempérament froid, & voici
comment cela a pû fe faire. Les ver-
tèbres qui compofent cette extrêmité
de l'épine, n'étant pas entièrement
calcinées, doivent, lors de la friction,
émouvoir, irriter les fibres, & par là
caufer cette forte de rigidité néceffaire
pour l'érection; tandis que le vin, par
fa qualité pénétrante, contribue au même
effet. Cette explication fait évanouir

tout le merveilleux que l'on attribuoit à la queue du Cerf, puisque toute autre substance peut remplir la même indication , & que de simples frictions doivent produire la même chose.

PARMI les vertus exagérées, & même faussement attribuées au penis du Cerf, on a sur-tout vanté, comme nous l'avons vu, celle qu'il a d'exciter à l'amour. On observe, qu'il faut nécessairement que l'animal ait été tué dans le temps du coït, car par ce moyen, selon Etmuller, il excite beaucoup mieux la secrétion de la semence, quand on en donne une drachme en poudre dans un œuf poché ou dans de bon vin. On voit aisément qu'il en est de cet aphrodisiaque comme de celui dans lequel entre le borax ; il doit opérer sur les tempéramens qui n'ont besoin que d'un œuf pour être ému , ou que le vin porte à l'Amour : le penis de Cerf n'a

d'autres vertus que celles d'être un
dessicatif absorbant lorsqu'il est donné
en poudre , & un mucilagineux lorsqu'on l'emploie en décoction. Si les
anciens lui ont attribués d'autres vertus , elles sont imaginaires , & tirées
sur des rapports chimériques qui doivent être proscrits dans un siècle éclairé.

On a aussi regardé la chair de
Tortue marine , mangée dans la saison
où ces animaux sont en amour , (*a*)
comme capable d'augmenter prodigieu-
sement les forces d'un individu pour
la génération. Vallisnieri attribue le
même effet aux grenouilles ; on en a
dit autant de l'autruche. » Telle est
» la marche de l'esprit humain , dit
» M. de Buffon , lorsqu'il est une fois
» frappé de quelque objet rare & sin-

(*a*) En Juillet & Août.

» gulier, il se plaît à le rendre plus
» singulier encore, en lui attribuant
» des propriétés chimériques & sou-
» vent absurdes : c'est ainsi qu'on a
» prétendu que les pierres les plus
» transparentes qu'on trouve dans les
» ventricules de l'autruche, avoient
» aussi la vertu, étant portées au cou,
» de faire faire de bonnes digestions ;
» que la tunique intérieure de son
» gésier avoir celle de ranimer un
» tempérament affoibli & d'inspirer
» l'amour..... &c. (a) Cette ardeur,
« dit encore M. de Buffon, en parlant
» des Cailles, a donné lieu d'attribuer
» aux œufs, à la graisse de ces oiseaux,
» la propriété de relever les forces
» abattues & les tempéramens fatigués;
» on a même été jusqu'à dire que la

____

(a) Voyez l'*Histoire Naturelle des Oiseaux*, tom.
II. de l'édition in-12.

" feule préfence d'un de ces oifeaux
,, dans une chambre, procuroit aux
,, perfonnes qui y couchoient des fon-
,, ges vénériens..... Il faut citer les
,, erreurs afin qu'elles fe détruifent
,, elles-mêmes. ,, (a)

IL me refte à parler de l'*Opium*, dont on vante l'efficacité avec un enthoufiafme qui peut devenir funefte. L'obfervation donnée par Venette, & dont il eft lui-même le fujet, eft une amorce dangereufe pour la jeuneffe; elle l'eft d'autant plus, que l'Auteur y ajoute des circonftances qui doivent faire regarder l'opium, comme un moyen capable de procurer une forte de volupté contemplative, peut-être préférable, pour certains caractères, à celle qui réfulte de l'union des fexes.

____

(a) *Idem*, tom. IV.

On me permettra de transcrire en entier le passage de Venette, auquel je
répondrai à mesure que le sujet l'exi-
gera.

» PEUT-ÊTRE me blâmera-t-on,
» dit ce Médecin, de ce que je place
» ici, avec les remèdes qui excitent à
» l'amour, l'*opium* que toute l'anti-
» quité a cru être froid au quatrième
» degré, & tuer les hommes par l'ex-
» cès de cette qualité. »

OUI, certainement, M. Venette,
vous êtes blâmable, non parce que
vous placez au rang des aphrodisiaques
une substance que l'on a cru froide au
quatrième degré, [cette échelle de
chaud & de froid est une autre
affaire ;] mais parce que dans un
Ouvrage qui est entre les mains de
tout le monde, vous osez nommer,
comme favorable à l'amour, un poison

redoutable, qui ne cesse de l'être, qu'employé par les plus habiles Médecins.

» BIEN loin, dira-t-on, de nous
» enflammer auprès d'une femme, il
» nous cause le sommeil & nous rend
» stupides, au lieu de nous rendre
» amoureux. Mais si nous faisons ré-
» flexion qu'il est amer & âpre à la
» bouche, qu'il s'enflamme au feu, &
» que les Orientaux en usent pour être
» vaillans à la guerre & auprès des
» femmes, nous serons sans doute d'un
» autre sentiment. Quand l'Empereur
» des Turcs lève une armée, les
» soldats se garnissent d'opium, pour
» s'en servir comme nos matelots
» de tabac, si nous en croyons Bel-
» lon. »

CE n'est pas seulement en temps de guerre que les Turcs font usage de l'opium ; lorſqu'ils y ſont une fois accoutumés, & qu'ils ont pouſſé l'habitude juſqu'à en prendre une doſe conſidérable, (elle va ſouvent à un gros par jour ; 72 grains.) Ils éprouvent des accidens fâcheux s'ils s'en abſtiennent tout d'un coup. Ainſi, il n'eſt pas néceſſaire qu'un homme en Turquie, doive aller au combat, ou coucher avec ſes femmes pour ſe déterminer à prendre de l'opium ; il y eſt forcé, s'il s'en eſt fait une habitude. Il ne peut s'en priver ; de même que parmi nous, un buveur ne peut renoncer au vin ou aux liqueurs fortes. Au reſte, nous verrons plus bas qu'il s'en faut de beaucoup que l'uſage de l'opium ſoit auſſi général chez les Orientaux, que les Voyageurs ont voulu nous le perſuader. Le petit nombre d'hommes qui font uſage de cette ſubſtance, ne peut entrer en compa-

raison avec celui des hommes, qui en
Europe, s'énivrent de vin, & de liqueurs spiritueuses.

» UNE petite dose prise par la bou-
» che excite des vapeurs qui montent
» au cerveau, troublent bénignement
» l'imagination, comme fait le vin;
» mais une dose excessive fait entiè-
» rement évaporer notre chaleur na-
» turelle, & dissipe tout à fait nos
» esprits, comme le safran, si nous
» en prenons beaucoup. »

QUI prescrira cette légère dose qui
doit seulement réjouir l'imagination?
Un morceau d'opium, mis dans la ca-
vité d'une dent gâtée, causa la mort
à l'homme qui fit cet essai ! On
en introduisit dans l'oreille d'un Es-
pagnol, tourmenté par une insomnie
cruelle : il dort, à son réveil on le
trouve fou, stupide, imbécille, il

meurt. (*a*) Galien rapporte qu'un gla-
diateur mourut àl'occafion d'une em-
plâtre d'opium que fon adverfaire lui
appliqua fur la tête. Une perfonne dormit profondément l'efpace de 24 heures, après en avoir pris un demi
grain.... Qui pourroit répondre qu'elle
ne fût pas morte, s'il y en eut eu un
grain ?

M. Lorri a fait en 1756 des obfervations curieufes fur l'opium, & il
en réfulte que l'on ne peut être trop
circonfpect fur l'ufage des narcotiques
en général. Ce Médecin a vu un homme qui fe portant très-bien & s'occupant à verfer dans des vafes nouveaux
de l'opium non purifié, fut faifi, fans
aucune gaieté précédente, d'étourdiffe-
mens violens qui ne fe diffipèrent que
par le fommeil. D'un autre côté, un

(*a*) *Anecdotes de Médecine* I.re part, Anecd. CII.

homme qui avoit des démangeaisons très-considérables, ne put s'endormir quoiqu'il eut pris quatre grains de ce narcotique. M. Lorri eut à traiter un homme de trente ans, *fou d'amour, & sans cesse agité par des scrupules*, qui d'ailleurs se portoit très-bien : chaque nuit étoit marquée par des accès de fureur fort incommodes pour ceux qui le gardoient. Au moyen d'une potion anodine, M. Lorri parvint à calmer son malade ; il dormit même durant trois heures ; on ajouta à la potion calmante un grain d'opium, & la nuit même il eut un accès de fureur extra-ordinaire. Le lendemain on en ordonna deux grains, la fureur augmenta, &c. [a]

-----

[a] Les expériences que M. Lorri a fait sur différens animaux, démontrent que l'usage, même extérieur de l'opium, exige les attentions les plus

LE premier qui fit connoître l'opium enrichit la Médecine d'un moyen efficace de calmer l'agitation trop violente des esprits, d'appaiser les douleurs; mais qu'il est néceffaire que cette subftance ne foit employée que par un Médecin prudent !

LE *Safran* étoit fréquemment en ufage chez les anciens dans les alimens, & pour fervir d'aiguillon à la volupté. On s'en fert encore communément en Pologne, en Curlande, & les Efpagnols & les Italiens, croient fe préferver de beaucoup de maladies par l'ufage du fafran. Bacon, dans l'Ouvrage que nous avons cité en parlant du nitre, avance pofitivement, que la pratique qu'ont les Irlandois de teindre de

---

fcrupuleufes. On peut voir quelques-unes de ces obfervations dans le *Journal Encyclopédique*, (Janvier 1756.)

safran leurs chemifes, (*a*) ne contribue pas peu à prolonger la vie ; & que les Anglois doivent une partie de leur vivacité au grand ufage qu'ils font du fafran dans leurs mets. Cet Auteur, dans un autre Ouvrage, confeille de mêler le fafran dans les remèdes par lefquels on fe propofe de retarder les triftes effets de la vieilleffe; car le fafran, dit-il, dirige fon action vers le cœur, guérit fes palpitations, chaffe la mélancolie, fortifie le cerveau, jette de la gaieté dans l'efprit. [*b*] Enfin, le célèbre Boerhave le regarde comme un moteur puiffant & énergique des efprits

----

[*a*] Scaliger dit, que cette coutume eft établie en Irlande auffi-bien qu'en Ecoffe ; & que le peuple groffier emploie ainfi le fafran, afin de pouvoir porter du linge pendant fix femaines & plus, fans avoir rien à craindre de la mal-propreté.

[*b*] Hoffman, Lifter, Bontius & d'autres Médecins, ont fait l'éloge du fafran.

animaux ; parce qu'il eſt , dit cet Auteur, aromatique, ſtimulant & échauf-
fant , & par conſéquent diſcuſſif, réſo-
lutif, appéritif & fortifiant.

JE regarde donc , avec Venette ,
le ſafran comme un moyen , non pas
d'exciter puiſſamment à l'amour , mais
de répandre dans toute la machine
une ſorte d'aiſance , qui , jointe à la
gaieté qu'il donne , [a] diſpoſe aux
plaiſirs, y conduit même par une pente
douce ; & accélère , ſans faire trop
d'impreſſion ſur les organes de la volupté , les momens d'ivreſſe qu'elle
nous procure. C'eſt par la fineſſe de

---

[a] On a beaucoup exagéré les vertus du ſafran
à ce ſujet. Schulzius dit que , ſi l'on approche du
nez d'un enfant une bouteille vuide d'eſſence de
ſafran , auſſi-tôt il ſe mettra à rire. Un autre Auteur aſſure, que ſi l'on frotte un anneau avec le
ſafran , & que l'on paſſe cet anneau dans l'un des
doigts de la main gauche , le cœur en ſera ſur le
champ réjoui.

fes parties que le fafran pénètre nos vaiffeaux , & qu'il produit les bons effets qn'on lui attribue , & que l'expérience confirme tous les jours. Parmi plufieurs obfervations que je pourrois rapporter , pour démontrer cette vertu pénétrante , je n'en citerai qu'une , parce qu'elle a plus d'affinité avec l'objet que je traite. Un jeune homme de vingt - deux ans , après avoir fait ufage d'alimens dans lefquels on avoit mêlé du fafran , rendit une liqueur prolifique , qui avoit prife toute la teinte jaune de cette fubftance. (*a*)

[*a*] *Éphémérides des Curieux de la Nature*. Déc. 3. ann. 6. obf. 273. On pourroit ajouter à cela des obfervations conftatées, qui prouvent que le fafran a teint, dans le ventre de la mère, des enfans qui ont apporté cette couleur en venant au monde. Voyez *les Éphémérides*, Déc. 1. ann. 1. obf. 60.

IL résulte de ce que je viens de dire, que le safran peut être d'un secours efficace dans beaucoup de circonstances; mais il ne faut pas en abuser, parce qu'étant pris souvent ou en trop grande quantité, il devient, comme narcotique, un poison dangereux contre lequel la Médecine a cherché des antidotes. [a] Selon Dioscoride, trois drachmes suffisent pour donner la mort, je crois que cette dose est excessive; & qu'elle seroit en moindre quantité, qu'il en résulteroit le même effet. Le domestique d'un marchand qui avoit coutume de se coucher & de dormir auprès d'une grande quantité de safran, en mourut après avoir essuyé plusieurs accidens. (b) Amatus Lusitanus rap-

____

(a) Boerhave prescrit les vomitifs aqueux, huileux, acidulés, & dont le miel est un des ingrédiens. Il faut prendre ces antidotes à grandes doses & y revenir souvent.

(b) *Dict. de Méd.* à l'art. CROCUS.

porte plusieurs observations qui prouvent le danger auquel on s'expose en faisant un usage immodéré du safran, sur lesquelles je ne m'arrêterai pas. Il suffit de dire, qu'on peut donner le safran depuis douze grains jusqu'à un scrupule, ou vingt-quatre grains ; qu'il ne faut jamais passer cette dose sans l'avis d'un Médecin, & que le safran, qui peut faire de grands ravages, même en petite quantité, lorsqu'on n'y est pas accoutumée, ne convient pas aux personnes pléthoriques, aux jeunes gens d'un tempérament bilieux, & dont les humeurs sont faciles à irriter.

» Les Orientaux, qui aiment con-
» tinuellement l'excès de l'amour,
» continue Venette, ont l'imagina-
» tion incessamment embarrassée d'ob-
» jets lascifs ; & lorsqu'ils ont pris un

» peu d'opium, auquel ils font accou-
» tumés, elle s'échauffe alors & fe
» trouble plus qu'auparavant ; & com-
» me ils reffentent des démangeai-
» fons & des chatouillemens par-tout
» le corps, & principalement à leurs
» parties naturelles, je ne m'étonne
» pas s'ils font fi étourdis à la
» guerre, & fi lafcifs avec les fem-
» mes. »

D'APRÈS ce que j'ai dit des tempéramens, on n'aura pas de peine à
découvrir lé principe dominant qui
porte les Orientaux au phyfique de l'a-
mour, vers lequel les dirige encore
avec force la vie efféminée que mènent
la plupart d'entr'eux. Sans ceffe au
milieu de plufieurs femmes, dont le
bonheur dépend de l'art avec lequel
elles favent plaire à leurs maîtres, il
n'eft pas furprenant que ceux-ci aïent
recours aux moyens qu'ils croient ca-

pables de les plonger dans l'excès des plaisirs.

CES efforts, pour parvenir à la suprême félicité en amour, se retrouvent chez toutes les Nations. Un Musulman qui prend l'opium, pour être plus vigoureux dans les plaisirs que lui offre son serrail, ne m'étonne pas davantage qu'un riche Sibarite, qui dans d'autres climats, se prépare à la jouissance par la vue des peintures lascives que la volupté a placée dans ses appartemens, par la lecture des ouvrages obscènes que la débauche a dictée, & par les autres moyens inventés par la soif de jouir, & l'impuissance d'y satisfaire.... Non, ces tentatives ne m'étonnent pas, parce que je sais de quoi l'homme est capable pour servir ses passions ; mais je sais aussi que la Nature a donné à tous les hommes, [j'en écarte quelques ex-

ceptions

ceptions accidentelles] les moyens de goûter la volupté, & que ces facultés ne peuvent être augmentées selon la violence & l'immensité de nos desirs.

Les Turcs, on ne peut le nier, font forts & robuftes; cette nation paffe même pour la plus vigoureufe aujourd'hui, entre celles que nous connoiffons; ils doivent donc déjà une partie de leur puiffance phyfique à la bonté de leur conftitution. L'imagination exaltée, qu'ils doivent à l'influence de leur climat, les porte encore vers les plaifirs, fur-tout fi l'on fait attention que dans un pays d'où font exclus les arts & les fciences, les hommes doivent être néceffairement plus portés vers les plaifirs fenfuels. Ceux dont nous parlons font d'une gravité qui ne leur permet pas de fe livrer à la joie, à quoi s'oppofe encore leur caractère mélancolique, qui en les rendant fpec-

I. Partie. K

tateurs tranquilles des divertiffemens en ufage parmi les autres Nations, les laiffent tout entiers au phyfique de l'amour. (*a*)

AINSI, la conftitution robufte, l'imagination exaltée, l'exclufion des amufemens incompatibles avec leur gravité ou plutôt leur orgueil, les moyens qu'ils ont de fatisfaire la paffion qui les domine...... voilà affez de motifs pour établir la réputation que les Turcs fe font acquife en amour fans avoir befoin, pour en rendre raifon, de recourir à une fubftance *qui excite des*

[*a*] Les Turcs déteftent le jeu, regardent la danfe, par rapport à eux-mêmes, comme un talent qui dégrade la dignité de l'homme, & qui ne convient qu'à ce qu'il y a de plus abject & de plus méprifable dans leur efpèce : ils font grand cas de leur mufique, & cependant il n'y a pas un Turc qui, pour peu qu'il fe refpecte, daigne toucher un inftrument.

*démangeaisons & des chatouillemens
à leurs parties naturelles.*

LES Voyageurs & les Historiens nous
ayant induits en erreur au sujet de l'o-
pium, les Naturalistes les ont copiés
servilement, & on a cru ce qu'ils ont
dit jusqu'à ce que des Observateurs
exacts se soient élevés contre le préjugé
universellement répandu. M. Russel &
M. Porter, viennent de donner au
Public des éclaircissemens bien capables de dessiller les yeux des personnes
qui croient que l'opium est d'un usage
général parmi les Orientaux, & que sa
vertu aphrodisiaque lui mérite cette
célébrité.

VOICI ce que nous apprend M.
Russel, Médecin estimable qui a étudié les mœurs des Musulmans, & qui
les observant sans préjugés doit plutôt
mériter la confiance du public, que
les narrateurs qui se copient servile-

220 *Des Aphrodisiaques, ou remèdes*
ment. Dans son *Histoire Naturelle de
la Ville d'Alep*, &c. (*a*) ce Médecin
nous assure qu'à l'égard de l'opium,
l'usage n'en est pas à beaucoup près si
commun qu'on le croit généralement
en Europe : « ceux qui en prennent,
» dit-il, sont regardés comme des dé-
» bauchés & meurent fort jeunes, dans
» un état d'enfance, avec tous les
» symptômes de la vieillesse & de la
» décrépitude. »

M. Porter, qui a résidé à Constantinople en qualité d'Ambassadeur du
Roi de la Grande Bretagne, entre
dans des détails satisfaisans sur l'objet
dont il est ici question. (*b*) Selon M.

____

(*a*) Cet ouvrage parut en Anglois en 1756, sous
ce titre, *The natural histori of Alepo*, &c. Les Auteurs du Journal Encyclopédique en rendirent compte
au mois de Septembre de la même année.

(*b*) *Observations sur la Religion, les Loix, le
Gouvernement & les Mœurs des Turcs, traduites de*

Porter, c'eſt avec connoiſſance de cauſe, que Mahomet défendit le vin à ſes ſectateurs : il ſemble que le vin produiſe en eux tout autre effet que dans les autres hommes : il les met dans une agitation violente qui va juſqu'à la fureur & la frénéſie. Quelques-uns des principaux Officiers du Serrail & de la Porte ont une ſi forté paſſion pour cette liqueur, qu'ils ont inventé de petites boîtes de cuir pour en tranſporter chez eux, ſans être obligés de ſe confier même à leurs domeſtiques les plus affidés : « j'en ai vu quelques-uns, dit » M. Porter, qui en rempliſſoient de » longs tubes de cuir qu'ils tournoient » autour de leur corps pour l'intro» duire furtivement dans le Serrail, » au riſque peut-être de leur vie. »

---

l'Anglois, de M. Porter, Miniſtre plénipotentiaire de Sa Majeſté Britannique à Conſtantinople, nouvelle édition. 1770. II.e partie, chap. XIII.

VOILA donc les Turcs qui bravent la loi pour fatisfaire leur paffion pour le vin, tandis qu'ils ont l'opium dont les vertus merveilleufes font bien fupérieures à celles d'une liqueur pour laquelle ils expofent leur vie, fi l'on en croit les exagérations des Voyageurs. D'où vient donc cette préférence que les Mahometans donnent au vin, fi ce n'eft parce que les vertus qu'il poffède font au deffus de celle qu'ils reconnoiffent à l'opium ? S'ils ont recours à ce dernier, ce n'eft que dans l'impoffibilité de fe procurer du vin.

» Lorfque vers le déclin de l'âge, dit
» M. Porter, les fcrupules religieux
» gagnent les Turcs, ou que ceux qui
» occupent les grandes charges crai-
» gnent que l'odeur de cette liqueur
» ne les trahiffe auprès du grand Sei-
» gneur, fouvent à la place du vin,
» ils prennent de l'opium qui n'eft pas

» moins enivrant, & qui a des eff...
» encore plus fâcheux pour les facul-
» tés physiques & intellectuelles......
» Mais aujourd'hui, parmi les grands,
» la plupart de ceux qui ont des scru-
» pules, ou qui craignent d'être dé-
» couverts, s'adonnent aux liqueurs
» distillées....... L'usage du vin n'en
» est pas moins généralement regardé
» comme un vice abominable..... C'est
» même une chose infamante que l'ha-
» bitude de prendre de l'opium ; quand
» on veut décrier un homme consi-
» dérable, connu pour en faire usage,
» on dit de lui qu'il est un *Tiriaki*
» ou mangeur d'opium ; c'est la même
» chose que si l'on disoit, une tête
» dérangée & mal ordonnée. » (a)

On voit par les observations de MM.

---

[a] *Idem, ibidem.*

Ruffel & Porter combien les Voyageurs en ont impofé aux Naturaliftes ,
& de quelle conféquence il eft pour la
vérité , que les hommes qui écrivent
fachent obferver. Revenons à Venette.

LES démangeaifons & les chatouillemens dont parle cet Auteur , doivent
leur origine à tout ce qui peut troubler
l'imagination ; & lorfqu'elle eft ainfi
dans un homme, qui d'ailleurs fe porte
bien , fa paffion fera toujours celle qui
naît en nous, & que la Nature avoue;
l'amour. Il faut obferver , que par un
homme qui fe porte bien , je n'entends
pas parler feulement de l'état d'un
homme dont toutes les fonctions animales s'exécutent avec facilité , mais
encore de fa difpofition morale ; car
fi un tel homme eft d'un caractère
cruel & féroce , l'ivreffe ne le portera pas toujours vers les plaifirs , &
on en a vu des exemples affreux.

LORSQUE les Turcs prennent l'o-
pium avant de livrer une bataille, si
cette substance avoit le droit exclusif
de diriger avec force leurs transports
vers les plaisirs ; l'honneur, la gloire,
la haine, la crainte, rien ne seroit capable de les conduire aux combats ;
& un camp d'Orientaux offriroit peut-
être un spectacle affreux, que l'Amour
verroit avec douleur, & qui porteroit
le frémissement dans le sein de la Nature. Mais, nous dit-on, il arrive tout
le contraire, les Turcs après avoir pris
l'opium sont étourdis dans les combats,
& lascifs avec les femmes. Concluons,
que l'opium est un poison, qui agit selon
les circonstances : un homme ivre chan-
te avec ses amis, se bat contre eux,
embrasse sa femme, selon la disposition
dans laquelle il se trouve.

» C'est un poison pour nous, qui

» n'y sommes point accoutumés, à
» moins que nous ne soyons aussi sains,
» aussi robustes, que l'étoit M. Cha-
» ras, quand il en prit douze grains.
» Pour moi, j'ai de la peine à en don-
» ner deux ou trois grains de crud à
« mes malades les plus vigoureux, me
» souvenant toujours des funestes effets
» que j'ai vu arriver par le mauvais
» usage de ce remède, & les précep-
» tes que nous donne Zuingerus sur
» cette drogue. »

L'OPIUM, lorsqu'il n'est pas admi-
nistré par un Médecin, est un poison
pour les hommes de tous les pays ; il
l'est par conséquent pour un Turc la
première fois qu'il en fait usage ; & il
en résulteroit des accidens, s'il ne com-
mençoit par une dose très-foible. Sans
entrer dans des discussions étendues sur
la manière dont l'opium agit sur l'économie animale, il faut dire une fois

que l'opium agit comme les autres narcotiques. Il raréfie le fang extraordinai-
rement, & par conféquent il dilate à
proportion les vaiffeaux qui ont moins
de reffort ; tels que font ceux du cerveau ; d'où il s'enfuit une compreffion
fur l'origine des nerfs, une fufpenfion
de la fecrétion des efprits animaux,
une ceffation générale de toutes les
fonctions qui dépendent des organes des
fens, & une paralyfie univerfelle, mais
paffagère de tous les nerfs du corps, à
l'exception feulement de ceux qui fervent au mouvement du cœur & de la
refpiration ; car fi la compreffion s'éten-
doit malheureufement jufqu'à l'origine
de ces nerfs, c'en feroit fait de la vie
de l'animal. (a)

Il eft aifé de voir que l'opium agit,

***

(a) Cours de Chymie de Lemeri, commenté
par M. Baron, Chap. XVII.

& doit agir sur les hommes de tous les pays ; du moins il doit se manifester dans tous les climats, par des effets plus ou moins sensibles. Le climat chaud, sous lequel vivent les Turcs, peut bien amortir un peu l'action des narcotiques, mais la manière dont se conduisent les Musulmans,y contribue beaucoup. Les Turcs étant extrêmement sobres & ne passant pas un jour sans se baigner, ils ont les pores de la peau fort ouverts, les fibres fort lâches, & du sang en petite quantité ; en conséquence de tout cela, la circulation ne se fait qu'avec lenteur dans de pareils corps, & leurs vaisseaux sont très-susceptibles de dilatation : c'est pourquoi leur sang trouve un espace libre pour se raréfier, sans rien forcer, par l'action d'une dose ordinaire d'opium. Il ne leur arrivera donc point de compression sur l'origine des nerfs ; à moins que par une quan-

tité confidérable d'opium , on n'ait porté
la raréfaction du fang , jufqu'au point
de diftendre les vaiffeaux autant qu'ils
peuvent l'être fans fe rompre. Or, la
quantité d'opium néceffaire pour produire cet effet , doit être extrêmement
grande dans les Turcs , parce qu'avant
que leur fang ait pris affez de volume
pour occafioner la compreffion requi-
fe , le plus grand effort de la circulation fe porte vers la peau , où elle
trouve très-peu de réfiftance dans les
pays chauds ; par là , la tranfpiration
eft augmentée confidérablement , &
l'effet fomnifere de l'opium eft diminué
dans la même proportion. (*a*)

Ce n'eft pas parce que M. Charas
étoit *fain* & *robufte* qu'il put fupporter
douze grains d'opium. Les Turcs n'en
pourroient eux-mêmes faire ufage , fi

[*a*] *Cours de Chymie* de Lemeri, Chap. XXV,

le climat ne les favorifoit un peu , &
fi , comme on l'a vu , le régime , les
bains ne les favorifoient particuliére-
ment. [a] L'ufage de l'opium dépend
donc de certaines circonftances pour
n'avoir pas de fuites funeftes. J'ai parlé
plus haut d'une femme qu'un demi
grain d'opium avoit eu la faculté d'affoupir pendant vingt-quatre heures :
il eft à croire qu'un grain auroit pu
lui caufer la mort ; & cependant, lorfque l'on eut recours au même remède , qui avoit fi bien réuffi pour lui
procurer du repos , on eut la témérité
de porter la dofe jufqu'à une demi-
drachme (36 grains,) cette quantité ne fit dormir la malade que l'efpace de douze heures.

FOUR confirmer encore ce que j'a-

____

(a) On verra ailleurs combien ils doivent d'avantages à l'habitude qu'ils ont de fe mettre dans l'eau
fréquemment,

vance, que les hommes forts & sains ne sont pas plus propres à prendre l'opium que les autres, je citerai M. Geoffroi l'ainé, qui dit avoir connu une femme obligé d'en prendre vingt-sept grains par jour, pour calmer les douleurs que lui causoit un cancer. Je ne crois pas que dans nos climats on donne impunément une pareille dose d'opium à un homme, si fort & si sain qu'on le suppose. Tout dépend donc de certaines dispositions actuelles, qu'il seroit néanmoins imprudent d'assurer exister, pour donner l'opium à dose considérable. « Un corps n'est médi-
» cament, qu'autant qu'il est appliqué
» à propos, ou qu'il y a opposition
» entre l'état de nos parties & celui
» où elles doivent être en santé, ou
» qu'elles doivent acquérir par l'appli-
» cation du remède..... La vertu mé-
» dicamenteuse d'un corps est toujours

» conditionnelle ; elle dépend de l'état
» des parties fluides ou folides de l'hom-
» me qui en ufe, & peut devenir nui-
» fible ou venimeufe, fi l'état de
» l'homme eft fain. (*a*)

VENETTE, comme Médecin, auroit
dû nous donner fes obfervations fur les
fuites funeftes caufées par le mauvais
ufage de l'opium, qu'il a eu occafion
de voir. En ajoutant aux hiftoires mal-
heureufes que nous ont laiffés d'excellens praticiens, (*b*) il eut rendu le récit
fuivant moins dangereux pour quelques-
uns de fes lecteurs.

» JE ne m'étonne pas fi les Turcs
» & les autres Orientaux ont une in-

(*a*) M. de Sauvages, *Differtation fur les Médi-*
camens.

(*b*) Zuingerus, Stahl, Willis, Hoffman, Sen-
nert, Sanctorius, &c. &c.

» clination si déréglée à prendre de
» l'opium pour jouir d'une volupté in-
» dicible. »

Encore une fois, l'opium est un
besoin pour qui y est accoutumé. On
commence à en prendre par débauche,
& dans les mêmes vues qui font prendre l'électuaire *de satyrio* à quelques
débauchés de notre climat, mais on
ne peut se passer d'opium par la suite. (*a*)
Les couriers en Turquie, qui sont chargé des dépêches pressées, en prennent
le long de leur route ; ils en font usage
quand ils se trouvent exténués, & il
leur redonne de la force & du courage. (*b*) Beaucoup parmi nous usent

____

(*a*) Les Turcs, pour rendre plus délicieux l'o-
pium qu'ils prennent à leur fête appellée *hiram*,
y mêlent quelque chose qui le rend en effet fort
gracieux au goût : & c'est là sans doute ce qui le
met si fort en vogue chez eux. Voilà ce qui leur
en fait une habitude & une nécessité. *Abrégé des
Transactions philosophiques.* Vol. II.

(*b*) Un Courier alloit de Constantinople chez M.

des liqueurs par besoin, d'autres pour le seul plaisir qu'ils y trouvent; mais certainement un étranger, qui n'auroit aucune connoissance de nos boissons, ne manqueroit pas de dire que les François font usage de liqueurs pour le plaisir seulement; peut-être même diroit-il, pour s'exciter à la débauche avec les femmes, parce qu'il auroit observé que le vin entraîne les hommes vers la volupté; il pourroit penser également que les hommes ivres jouissent d'une sorte de félicité, s'il observoit ceux qui, lorsqu'ils ont bu, exaltent leur bonheur

---

Samuel Barnadiston; étant entré sur la route dans une maison, il y tomba comme mort; toute la maison étant surprise & intriguée de cet événement, un des valets, qui jugea que cette défaillance venoit de ce que le courier avoit consumé toute sa provision d'opium, lui en fit entrer de force un peu dans la bouche: le courier revint aussi-tôt à lui; & confessa que le valet lui avoit tenu lieu d'un bon Médecin. *Dict. de Méd.* à l'art. OPIUM.

par les chansons les plus gaies & les plus animées. On peut donc dire que cette *volupté indicible*, n'est pas telle qu'on s'efforce de nous le persuader, & qu'elle a plutôt, comme chez nos buveurs, son siége dans l'imagination troublée, que dans une sensation réelle qui affecte l'homme. Je pourrois encore ajouter, pour confirmer ce que j'avance, qu'on a donné quelquefois une quadruple dose d'opium à des maniaques, sans qu'on ait pu leur donner cette tranquillité d'ame, ces extases, qu'on devroit s'empresser de procurer dans une maladie, où les assistans ont tout à craindre de la part du malade. (a)

» POUR moi, qui ai éprouvé les

(a) C'est une observation qu'a fait M. Méad, & ce que nous avons dit plus haut, d'après M. Lorri, confirme encore cette vérité.

» vertus de cette drogue, dans une
» maladie prefque défefpérée en 1688,
» je dirai fincèrement ce que j'en ai
» reffenti. Tous les remèdes m'étoient
» alors inutiles dans les vomiffemens
» exceffifs, dans le fâcheux cours de
» ventre que je reffentois. Je crus qu'il
» n'y avoit point au monde d'autre
» moyen de me fauver, que de pren-
» dre deux grains d'extrait fimple
» d'opium. Je ne l'eus pas plutôt pris
» que je me fentis guéri, comme par
» miracle, & que pendant un jour en-
» tier je reffentis des plaifirs que je ne
» faurois exprimer. Une petite vapeur
» douce & chatouillante couloit infen-
» fiblement, comme je le penfe, par
» les nerfs & par les membranes ex-
» ternes de mon corps. Cette vapeur
» me caufoit une volupté exceffive ;
» car depuis la nuque du cou & les
» épaules jufques au croupion, je fen-

» tois un chatouillement qui me cau-
» soit un plaisir parfait ; puis cette va-
» peur agréable étoit portée aux pieds
» & aux genoux, où je ressentois en-
» core, principalement autour de la
» rotule, des chatouillemens inexpli-
» cables. Ce plaisir se fit ressentir plu-
» sieurs fois en sommeillant, pendant
» ce jour là, si bien que je ne fus pas
» marri d'avoir été malade, pour avoir
» ressenti des plaisirs, qui sont une om-
» bre de ceux du ciel & une image
» d'une félicité bien imaginée.

VENETTE ne donne pas un état assez circonstancié de sa maladie, pour
qu'on puisse juger si l'opium étoit indiqué ou non ; ce qui est certain, c'est
qu'il dit devoir sa guérison à l'opium,
ainsi je ne m'arrêterai pas à un objet,
qui d'ailleurs s'écarte du mien. Mais
cette *béatitude, ces plaisirs, ombre de*
ceux du ciel, y ont quelque rapport,

& Venette, en parlant de l'effet, auroit dû s'attacher davantage à la cause.

DANS l'état où il se trouvoit, son imagination fut aisément exaltée ; & ce qu'un autre auroit peut-être pris pour de la douleur & un mal-aise général, Venette le prit pour cette volupté dont il s'efforce de nous donner une idée. Il est constant néanmoins, que lorsque l'opium commence à agir sur les membranes de l'estomac, (partie si délicate qu'elle a été regardée par quelques philosophes comme le véritable siége de l'ame,) il y cause une sensation (peut-être agréable pour quelques personnes,) qui par le moyen des nerfs qui en sont affectés, peut se communiquer dans d'autres parties ; mais il y a loin de cette sensation à l'espèce d'extase, à cette félicité dont il est question.

ON est obligé de convenir, que si l'opium occasione dans quelques circonstances une légère sensation de plaisir, l'imagination a encore beaucoup de chemin à faire pour conduire l'homme à cette félicité suprême. Les Charlatans Indiens se servent de l'opium, (qu'ils mêlent néanmoins avec quelqu'autre substance,) pour jeter ceux qui en usent dans une sorte de délire, qu'ils prennent pour des extases réelles. Ces charlatans annoncent même d'avance, tout ce que l'on verra ou entendra dans l'extase, & en effet tout cela arrive ; mais on ne doit pas en être surpris.... Combien de gens croient avoir vu le Diable, avoir assisté au Sabat, après que leur imagination a été échauffée par quelqu'un de ces imposteurs qu'on honore du nom de magicien !

CHEZ les Siamois l'opium est abso-

lument une marchandise de contre-
bande, parce que les effets qu'il produit ont causé, en différens temps, les
plus grands ravages. Le Roi actuellement régnant a prononcé la peine de
mort contre plusieurs de ses sujets qui
avoient introduit de l'opium dans son
Empire..... Quel est le motif puissant
qui excite les Siamois à exposer leur
vie pour se satisfaire? On le croiroit
à peine! Ce n'est plus ici une substance
qui a la vertu de donner à l'homme
des talens prodigieux en amour........
L'opium fait rêve r es Siamois, & c'est
pour se procurer des songes qu'ils bravent la Loi! Le plus grand nombre
de ceux qui font usage de cette substance le prend en fumée, ce qui les
fait tomber dans une ivresse assoupis-
sante: ils disent alors qu'ils ont des
idées sublimes & magnifiques. L'Auteur de l'*Histoire de Siam*, en traitant

cet objet, ajoute des réflexions qui viennent à l'appui de ce que j'ai dit déjà des effets de l'opium & du vin sur les différens individus. » Chacun
» a des songes conformes à son tem-
» pérament : l'ambitieux voit à ses
» pieds des Rois & des esclaves en-
» chaînés : le bilieux est frappé d'un
» spectacle d'horreur & de perversité :
» les caractères doux & bienfaisans
» voient tous les hommes leur souri-
» re..... Enfin il n'est rien de si sacré
» que le Siamois ne soit prêt d'enfrein-
» dre pour se procurer l'opium, qui se
» vend poids pour poids de l'argent :
» ce qui n'est pas étonnant chez un
» peuple persuadé que les songes sont
» les livres où les destinées sont écri-
» tes. » (a)

____

(a) *Histoire Civile & Naturelle du Royaume de Siam*, &c. 1771, tome I.er chap. IV.

I. Partie. L

EN rassemblant ce que les Voyageurs dignes de foi ont dit de l'opium, on verra que cette substance ne passe pas même dans les pays où on l'emploie pour un aphrodisiaque puissant.

QUE l'*Orchis* provoque ou non à l'amour, nous avons vu ce que l'on en doit croire, (*a*) mais il n'est pas moins vrai que les Turcs, les Persans, les Chinois, ont un orchis qu'ils emploient communément pour s'exciter à la jouissance : l'opium n'est donc pas regardé chez ces peuples comme capable de remplir les desirs à cet égard ? Si les Siamois emploient l'opium, c'est pour découvrir leurs destinées dans les songes qu'ils s'imaginent se procurer par l'usage de cette substance ; ils ont recours

***

[*a*] Voyez au commencement de ce Chapitre ce qu'on a dit des *Orchis*, & particulièrement du *Salep turcarum.*

à l'*Arach* & au *Bétel* pour s'exciter à l'amour.

DANS l'Empire du Mogol, où l'o-pium, au rapport de M. Tournefort, est aussi commun dans les boutiques que le tabac l'est dans les nôtres, les habitans en font usage par habitude, mais ce n'est qu'après l'avoir mélangé avec la rhubarbe ou son extrait. Prosper Alpin & Bellonius, ont dit que les Égyptiens usoient d'opium pour se rendre plus joyeux & plus intrépides, mais que ceux qui s'en servoient, étoient néanmoins moins réglés dans leurs fonctions que ceux qui s'en abstenoient, étoient plus froids, paroissoient toujours ivres, stupides, assoupis, d'un commerce impraticable, &c.

LE seul effet que produit l'opium sur les Persans, est l'ivresse ; & lorsque dans ce pays on veut désigner un homme ivre, on dit qu'il a mangé de

244 *Des Aphrodisiaques, ou remèdes*
l'opium. Le Gouvernement s'efforce
en vain de proscrire l'usage de cette
substance, il ne peut y parvenir. Quelques exemples qu'il y ait que l'opium
altère visiblement la santé, les Persans
sont toujours passionnés pour cette drogue, & la prennent en décoction, en
pilules, ou la mêlent au tabac qu'ils
fument. (*a*)

MAIS, dira-t-on, pourquoi si l'o-
pium est aussi dangereux qu'on veut le
persuader, ces peuples s'obstinent-ils à
en faire usage ? Il seroit aisé de répondre
à cela par plusieurs exemples frappans
qui prouveroient, que les préjugés font
admettre aux hommes de tous les pays,
des usages qui leur sont les plus contraires..... N'humilions point l'amour propre de nos compatriotes, & cherchons
dans des climats éloignés un fait qui
prouve ce qu'on avance ici.

____

(*a*) *Mélanges intéressans & curieux*, &c. tom. VII.

Les Siamois font un ufage continuel
d'un mélange de bétel , d'arecque, de
chaux & de tabac en feuilles , dont ils
fe frottent les dents & les gencives ,
pour fe conferver la bouche faine & la
préferver de la corruption. Cet ufage
eft général ; rien ne pourroit le détruire. Ne fera-t-on pas furpris en apprenant que malgré la confiance que les
Siamois ont dans cette compofition ,
leur langue eft cavée en plufieurs endroits , qu'ils font obligés de la racler
tous les matins pour nettoyer le limon
que toutes ces drogues leur caufent ,
& qu'enfin on voit très-peu d'hommes
qui aient confervés leurs dents juſqu'à
un certain âge ! (a) Dites à un Perſan que
l'opium, que l'habitude & le préjugé
lui font employer, lui eft contraire ,
c'eft dire à un Siamois , que les moyens

____

[a] *Hiſtoire de Siam* , &c. tom. I.er chap. XII.

qu'il met en ufage pour fe conferver la bouche font précifément ce qui la lui corrompt. Ni l'un ni l'autre ne vous croiront.

WEDELIUS nous apprend que l'opium caufe, aux perfonnes d'un tempérament chaud, des pollutions noĉturnes & un priapifme continuel, *fur-tout lorfqu'elles ont de la difpofition à ces maladies*; auffi, ajoute ce Médecin, eft-il un puiffant aphrodifiaque, quand on le mêle avec de l'*ambre* ou de l'effence d'ambre.

CET Auteur reftreint les vertus de l'opium, en convenant qu'il agit, relativement à l'amour, fur les perfonnes qui y font affez difpofées, & en lui donnant l'ambre pour fecond, lorfqu'il s'agit d'émouvoir le tempérament. Mais on ne donne que rarement l'ambre en fubftance, à moins que ce ne foit pour aromatifer quelques remèdes compofés;

à l'égard de l'essence d'ambre, elle peut par sa qualité pénétrante & cordiale, réjouir les esprits & par conséquent disposer à l'amour, sans qu'elle mérite pour cela plus que d'autres compositions le titre imposant d'aphrodisiaque.

Je crois que l'on peut encore diminuer la réputation accordée à l'opium, d'après l'explication que j'ai donné de la manière dont il agit.

En convenant qu'il raréfie & augmente le mouvement du sang à un degré extraordinaire ; qu'il gonfle les vaisseaux sanguins, que ceux-ci, dans cet état, preffent les nerfs, & interrompent le cours des esprits & des autres liqueurs contenus dans les vaiffeaux plus foibles ; on concevra que l'opium & les autres narcotiques, peuvent, doivent même donner à l'homme le figne extérieur qui annonce fa valeur auprès des dames. Mais fi l'on fait réflexion,

que les nerfs & les autres canaux sont
en quelque sorte obstrués pendant l'action de l'opium, (*a*) on conclura que
cette substance doit produire de violens desirs, augmentés par un appareil
qui semble annoncer qu'on peut les
satisfaire ; mais en même-temps, une
sorte d'impuissance qui a sa source
dans la trop grande vigueur du principal organe de nos plaisirs. Ma con-
jecture est appuyée sur des observations.

On nous dit que les Chinois, qui
sont établis à Batavia, se servent d'un
certain électuaire qu'ils nomment *affion* (*b*) pour s'exciter à l'amour ; son
effet, dit-on, est si violent qu'il pro-

[*a*] De l'aveu des Médecins, l'opium arrête toutes les évacuations, celles de la salive, des urines,
des selles, &c. il n'y a que la sueur qu'il augmente.

(*b*) Cet électuaire est composé avec l'opium,
que l'on donne aussi en liqueur, elle s'appelle
Moflack.

duit en eux une passion brutale , qui
dure toute la nuit , & qui oblige souvent
leurs maîtresses à s'échapper de leurs
bras. Je crois que les effets que produit l'*affion* , ne sont autre chose , que
ce qu'on vient de dire. La passion brutale des Chinois est causée par l'état
dans lequel ils se trouvent , & qui semble leur annoncer à chaque instant le
moment de la jouissance. L'obstacle
les irritent , ils persévèrent sous les auspices heureux qu'ils croient entrevoir ;
mais cet état de rigidité n'est pas le seul
nécessaire pour s'enivrer des délices de
l'amour, ils ne peuvent suppléer à ce
qui manque à leur bonheur.... La victime de leurs desirs s'échappe à des
caresses brutales qui semblent étrangè-
res au plaisir ; elle fuit un barbar equi
s'annonce dans la lice amoureuse avec
des armes redoutables qui peuvent
blesser , sans pouvoir même sentir

L v

ni goûter le prix de la victoire. (*a*)

ENFIN, pour confirmer mon opinion fur la vertu de l'opium pris comme aphrodifiaque, il faut ajouter que l'on eft tellement perfuadé qu'il arrête toutes les évacuations, excepté la tranfpiration, que d'habiles praticiens ont guéri des hommes, que des évacuations trop fréquentes de la liqueur féminale épuifoient, par le moyen de l'opium. Je fai qu'il feroit dangereux de donner cette fubftance dans tous les cas où il faut s'oppofer à l'amour; M. Tiffot fait même voir qu'elle feroit préjudiciable dans plufieurs circonftances; mais il n'eft pas moins vrai

----

[*a*] Mais pourquoi ces hommes s'obftinent-ils à continuer l'ufage de l'*affion* ou du *maflach*? Je demanderai pourquoi les Siamois ne quittent pas celui de leur poudre corrofive, quoiqu'il leur foit facile de fe convaincre que fes effets font très-oppofés à ceux qu'ils en attendent?

qu'il en eſt auſſi quelques-unes, où un moyen d'arrêter les pollutions nocturnes, eſt d'employer des compoſitions dans leſquelles entre l'opium, & ces circonſtances ſont indiquées dans *l'Onaniſme.* (a)

DES hommes d'un caractère ſombre & par conſéquent peu communicatifs, ont cherché des moyens extraordinaires de ſe procurer une ſorte de ſenſation voluptueuſe qu'eux ſeuls puſſent goûter. C'eſt un chapitre à placer dans l'hiſtoire des délires de l'eſprit humain, que les égaremens dans lequel il ſe plonge pour goûter le plaiſir.

UN jeune homme de Paris, s'enfermoit dans ſa chambre, ſe ſerroit la poitrine, le ventre, les bras, les poignets, les cuiſſes & les jambes

____

(a) Art. IV. Sect. XII.

avec des cordes à nœuds coulans,
dont les bouts étoient fixés à des clous
plantés dans les quatre murailles. Ce
jeune homme, qui fut fur le point de
perdre la vie dans une des expériences
qu'il faifoit fur le plaifir, avoua que
lorfque la compreffion des ligatures
étoit arrivé à un certain point, les
fouffrances qu'il avoit d'abord effuyé
étoient délicieufement payées par la
fenfation agréable qui fuccédoit.

CE moyen extraordinaire de fe procurer du plaifir, ne tentera je crois
perfonne. En fuppofant, & il faut abfolument le faire, que la cervelle du Mé-
chanicien fut dérangée, on concevra
qu'il falloit peu de chofe pour exciter
fon imagination ; ou bien, il faut croire
que cet état critique où l'homme a
prefque toutes fes fonctions fufpendues,
où il tient encore au monde en touchant à la mort, offre des délices qu'il

n'eſt pas aiſé de concevoir, & que je n'entreprendrai pas d'expliquer.

UN cavalier Irlandois, qui fut retiré du fond de l'eau ſans connoiſſance, en avouant l'obligation qu'il a à un maréchal des logis qui fut ſon libérateur, aſſure que ſa préſence lui inſpire une horreur ſecrette & invincible. Ce ſentiment plus fort que lui, provient, dit-il, de ce qu'il goûtoit dans ce gouffre profond une quiétude délicieuſe & inexprimable. (*a*)

UN certain Capitaine Montagnac, étant tombé juſqu'à trois fois d'une potence, par la rupture de la corde qui l'y attachoit, & étant donné enſuite au Vicomte de Turenne, ſe plaignoit de ce qu'ayant perdu en un

---

[*a*] *Anecd. de Méd.* prem. part. Anecd. **XX**. On peut auſſi voir dans le même Ouvrage quelques autres obſervations analogues, & l'explication que l'Auteur donne de ces phénomènes.

moment toute douleur, on l'avoit
tiré d'une lumière si agréable, qu'elle
ne pouvoit se repréfenter. (*a*)

ON a auffi cherché les moyens de
se procurer les forces néceffaires pour
goûter le plaifir, dans certaines préparations célébrées par les Alchymiftes.
Frappés par l'éclat de l'or, son indef-
tructibilité & fes autres qualités, quelques hommes se font imaginés que ce
métal pouvoit porter dans l'économie
animale une fource de vie intariffable.
Des charlatans ont abufé de la crédulité des hommes riches & voluptueux pour leur faire payer très-cher
des préparations, dans lefquelles on faifoit, dit-on, entrer l'or fous différentes formes. J'ai lu dans des Mémoires

---

(*a*) *L'Efprit de la Mothe le Vayer*, page 25 &
fuivantes.

du dernier siècle, l'histoire d'une femme, qui pour se procurer un héritier, ranimoit les ressorts d'un tempérament épuisé, en prenant tous les matins pour cinquante francs *d'or potable* dans un bouillon. Cette composition, qui dans le temps, jouit d'un certain crédit, n'étoit qu'une teinture tirée de végétaux, ou de minéraux qui pouvoient fournir une couleur approchante de celle de l'or, mais dans laquelle les charlatans se gardoient bien de faire entrer un métal aussi précieux. Eh qu'auroit-il produit ? Les Chymistes savent combien sa décomposition est impossible à certains égards ; les Médecins n'ignorent pas que l'or ne peut passer dans le sang ; qu'il agit seulement sur l'estomac & les intestins, comme un purgatif violent, lorsqu'il est préparé.

ON a mis en réputation depuis quelques années, une teinture d'or, connue

256 *Des Aphrodisiaques, ou remèdes*
sous le nom *d'or potable de Mademoi-*
selle Grimaldi , & dont quelques personnes vantent les effets merveilleux
dans tous les cas où il s'agit d'animer
& de fortifier. M. Baron a démontré
que cette liqueur étoit nommée improprement *or potable* , & même *teinture*
d'or , puisque l'or ne peut se décom-
poser par aucune sorte de dissolvant ;
& que par conséquent toute la vertu
médicinale de cette teinture ne peut
être attribuée qu'à l'huile essentielle de
romarin , à la quantité d'esprit de vin
qui fait la base de cette teinture ; &
enfin , à la combinaison de ces liqueurs,
avec une portion des acides de l'eau
régale , qu'on emploie dans cette composition , pour dissoudre l'or.

CE n'est pas dans les entrailles de la
terre qu'il faut chercher les moyens de
pouvoir s'immortaliser en multipliant
l'espèce humaine , & c'est ici que l'on

peut appliquer ce que difoit un homme
célèbre de l'art de prolonger la vie.
Chercher ce fecret, dit-il, dans les minéraux & les métaux, paroît une injure
faite à la Nature. Elle auroit renfermé
dans les entrailles de la terre un tréfor
fi utile ! Elle qui veut que tout vive,
auroit caché dans des matières fi peu
propres à être nos alimens, ce qui doit
prolonger la vie ! & ce ne feroit que
par les opérations les plus fubtiles de
la chymie qu'on parviendroit à fuivre
le deffein de la Nature le plus marqué ! (*a*) Gardons-nous de le croire ;
fi les fubftances que l'on a tiré des entrailles de la terre font de la plus
grande utilité pour la confervation des
hommes, c'eft que les maux, auxquels
ces fubftances remédient, font hors de

[*a*] *Œuvres de M. de* Maupertuis, tom. II.
Lettre XIX.

la Nature ; c'eſt que dans l'état où elle a mis l'homme ſur la terre, il pouvoit ſe paſſer d'un métal ſalutaire, qui eſt devenu, ſi j'oſe le dire, plus précieux que l'or pour une grande partie des hommes. Les maux qu'ils ont accumulés ſur eux étant hors de la Nature, ils ont cherché des remèdes hors de la Nature, car j'appelle ainſi tout ce qui ne s'offre pas à la ſurface de la terre, tout ce qui demande certaines préparations. Enfin la chymie, art ſi utile dans les circonſtances actuelles, devoit être inconnue à l'homme primitif, parce qu'elle n'avoit aucune relation avec ſon état. C'eſt dans les jardins de la Nature, & non pas dans les laboratoires de la chymie, dit M. Clerc, que naiſſent les ſecours vraiment faits pour l'homme. (*a*)

______

[*a*] *Hiſtoire Naturelle de l'Homme malade.* Tom. I.ᵉ

CETTE réflexion appuie encore ce que j'ai avancé ailleurs au sujet des moyens que l'on emploie pour domter le physique de l'amour. Cet effort est désavoué par la Nature ; aussi n'a-t-elle répandu sur la terre aucuns végétaux capables de briser le tempérament. On ne trouve pas plus de ressource en pénétrant l'intérieur de la terre, tant la réflexion de M. de Maupertuis est juste.... *La Nature veut que tout vive* ! Et c'est par cette raison qu'elle n'a pas produit non plus des substances capables de conduire l'homme à la mort par l'excès des plaisirs.

ELLE a répandu sur la surface de la terre, des alimens capables de réparer les pertes que les corps font continuellement, & ceux-là suffisent pour nos besoins de toute espèce. Le régime que j'ai proscrit dans le chapitre précédent, convient à ceux qui ont besoin de *stimulant* pour l'amour : ils trouveront encore d'autres secours dans le Chapitre suivant, & dans celui qui a pour objet la Stérilité. Le but que je m'étois proposé dans celui-ci, se trouve rempli, si j'ai demontré que la Nature ne souffre pas de violence dans les fonctions naturelles, & qu'aucune des substances que l'on vante comme capables d'embraser les hommes de la passion la plus violente, ne se prête à seconder les vues de ceux qui les emploient.

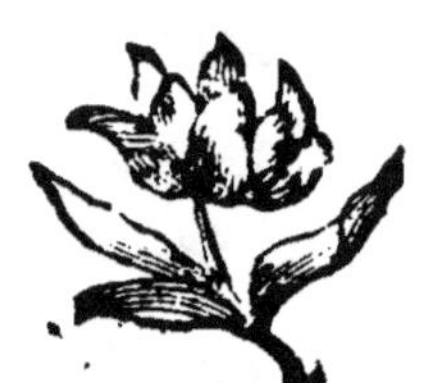

CHAPITRE V.

De l'Impuiſſance.

Vois ces ſpectres dorés s'avancer à pas lents,
Trainer d'un corps uſé les reſtes chancelants,
Et ſur un front jauni, qu'a ridé la molleſſe,
Etaler à trente ans leur précoce vieilleſſe :
C'eſt la main du plaiſir qui creuſe leur tom-
      beau,
Et bienfaiteur du monde, il devient leur
      bourreau. (*a*)

LES qualités néceſſaires pour donner naiſſance à un individu, ont été accordés à tous les êtres animés, & juſqu'aux approches de leur diſſolution, ils peuvent, s'ils ont été économes de leurs plaiſirs, jouir du plus beau privilége qu'ait accordé la Nature.

______

[*a*] M. Thomas, *Epitre au Peuple.*

Un vieillard qui n'a pas abuſé du printemps de ſon âge, peut encore offrir
quelques ſacrifices à l'Amour ; celui au
contraire, qui a accéléré l'inſtant de
la jouiſſance, qui a multiplié ſes plaiſirs
en irritant la volupté, eſt incapable
d'en jouir lorſqu'il touche au terme
marqué par la Nature, pour étendre,
communiquer, perpétuer ſon exiſtence.
C'eſt en vain qu'un tel homme voudroit réaliſer les plaiſirs qu'une imagination preſque éteinte lui rappelle encore ; c'eſt en vain qu'il auroit recours
aux moyens dont j'ai parlé, puiſque
l'on a vu combien peu il y faut compter. Un homme dans cet état malheureux a beſoin des ſecours de la Médecine pour conſerver ſon exiſtence, s'il
peut aimer la vie étant privé de ce
qui en en fait ſouvent le bonheur : traîner des jours triſtes, en proie aux re-
mords, juſqu'à ce que la Parque ter-

mine une vie mêlée d'amertume , est
bien assez pour un tel homme. Qu'il
ne pense donc pas à laisser à la postérité des descendans , qui sans être cou-
pables des excès de leur père , en par-
tageroient la peine. Ce n'est pas pour
cet homme que j'écris ; mais il en est
chez qui des obstacles , qu'ils ne se sont
pas attirés , s'opposent au bonheur
qu'ils auroient d'être pères.

JE suppose un individu auquel la Nature n'a rien refusé de ce qui peut coopérer à la propagation de son espèce ;
mais qu'une foiblesse héréditaire , ou
une langueur , suites assez ordinaires des
maladies aigues , mettent hors d'état
d'offrir à l'Hymen le tribut que tout
homme paie si volontiers. Si cet homme, malheureux sans l'avoir mérité, me
confie son état , & que je puisse le conse-
ler, je le ferai. Rien, je crois, ne s'y
oppose ; il ne s'agit pas de chercher les

moyens honteux qu'invente la débauche pour faire illufion à l'impuiffance :
il ne faut que prefcrire un régime qui
puiffe aider la Nature fans la forcer.

JE ne propoferai pas l'exemple de
Tamerlan ; père de cent enfans , &
vainqueur de cent peuples, qui fe faifoit fuftiger par efprit de débauche : ni
celui du philofophe Peregrinus , dont
Lucien nous a confervé l'hiftoire. Ce
cynique porté aux plaifirs de l'amour fe
fouettoit en public, & environné d'une
foule de peuple , commettoit l'action
infâme que l'on a tant de fois reproché à
Diogène. (*a*) La fuftigation doit exciter
les parties que l'on cherche à émouvoir ; mais la Religion profcrit ce moyen
d'appeller la jouiffance : elle ne pourroit
être tolérée que dans quelques circonftances

___

(*a*) Voyez dans la traduction ce Lucien , par
d'Ablancourt, tom. III. *La mort de Pérégrinus.*

tances où les Médecins l'ordonneroient pour féconder les caresses stériles des époux.

CŒLIUS RHODIGINUS rapporte l'observation d'un homme, qui ne pouvoit consommer la jouissance, s'il n'étoit violemment excité par des coups de fouet qui lui mettoient le corps en sang. Othon Brunsfeld, dit la même chose d'un homme, qui de son temps étoit à *Munick.* Un écrivain, qui a traité *des passions des parties génitales,* assure qu'on peut se provoquer à l'amoureux déduit, lorsqu'on se trouve froid à cet égard, en se piquant ces parties avec des orties vertes. *(a)*

SENÈQUE parle d'une courtisanne qui réveilloit l'amour de son ami, lorsqu'il cessoit de l'aimer, en ayant re-

---

[a] Voyez l'*Histoire des Flagellans,* où l'on fait voir le bon & le mauvais usage des flagellations, &c. par l'Abbé Boileau. Chap. X.

cours à la fuſtigation ; & une jeune fille, aimoit d'autant plus éperdument Cornelius Gallus, qu'elle étoit rigou-reuſement fuſtigée par ſon père. (a) M. l'Abbé Chappe, qui voyageant en philoſophe ami de l'humanité, s'eſt attaché à obſerver tout ce qui pouvoit influer ſur la population, remarque que les coups de verges que l'on reçoit dans les bains de vapeurs en Ruſſie, don-nent de l'activité aux fluides, & du reſſort aux organes : » la flagellation, » dit-il, anime les paſſions. » (b)

Il ſeroit facile de raſſembler plu-ſieurs autres obſervations, pour prou-ver l'efficacité de la flagellation dans certaines circonſtances, ſi ceux qui en font les ſujets, n'avoient pratiqué cette

______

(a) *De la maladie d'Amour, ou mélancolie Éroti-que,* chap. XXXVII.

(b) *Voyage en Sibérie fait par ordre du Roi,* en 1761, &c. par M. l'Abbé Chappe d'Auteroche, de l'Académie des Sciences, tom. I.er, pag. 239.

manœuvre dans les vues de pousser la lubricité à son dernier excès.... Ce seroit être en quelque façon leur complice que de s'appesantir sur leurs débauches effrénées. Je me hâte de passer à des moyens plus doux & moins repréhensibles de corriger l'impuissance.

EN traitant les tempéramens, j'ai fait remarquer ceux qui portoient nécessairement l'homme vers les plaisirs. On a vu que le sanguin, le bilieux surtout, le mélancolique même, étoient assez disposés à l'amour, & que le pituiteux ou phlegmatique, étoit d'une constitution peu favorable à la propagation de l'espèce. L'homme qui a ce tempérament doit donc s'observer davantage que les autres, s'il veut être utile à la postérité. Je ne prétends pas néanmoins que les hommes impuissans ne se rencontrent que parmi les pituiteux: cela se trouve plus généralement;

mais les autres conftitutions , fans en
excepter même la bilieufe , en offrent
auffi des exemples ; parce que chacune
de ces conftitutions a des vices , plus
ou moins apparens , qui peuvent produire le même effet.

NON feulement l'impuiffance a pour
caufe le phyfique , mais encore le moral , & elles influent plus ou moins
felon le tempérament. Cette idée tient
à quelques autres que je vais développer avant d'indiquer , autant qu'il eft
poffible , la méthode curative.

JE divife l'impuiffance en *habituelle*
ou *abfolue* , & en *accidentelle* ou *paf-*
fagère. Par la première , j'entends l'état
d'un homme , qui depuis fa naiffance
n'a donné aucune preuve de virilité :
la feconde eft une ceffation fubite des
fignes qui annoncent l'habilité à la propagation de l'efpèce , & cette forte

d'impuissance est beaucoup plus commune que l'autre ; mais aussi on a tout lieu d'en espérer la guérison , ce qui est très-difficile dans la première espèce d'impuissance.

VOULOIR définir l'union des sexes , une fonction purement animale , dans laquelle l'instinct seul agit , comme le prétendent quelques Philosophes de nos jours , c'est s'efforcer de dégrader la Nature ; elle qui ne fait rien dans l'univers où l'on ne remarque des traits qui annoncent qu'elle unit par-tout l'agréable à l'utile ! L'ensemble du monde physique offre un spectacle enchanteur , que l'on observe avec un plaisir nouveau si on descend dans les détails. N'aurions-nous pas également recueilli des fruits délicieux , quand bien même la Nature n'auroit pas fixé notre admiration par la beauté des fleurs qui les précèdent ? Ces fruits auroient-ils moins

flatté notre appétit, si l'éclat & la va-
riété de leurs couleurs n'eussent prévenu
nos yeux ? Enfin, quelques animaux se-
roient-ils moins sacrifiés à notre délicatesse, si leur forme eut été moins
élégante, & la beauté répandue sur eux
avec moins de profusion ? Pourquoi re-
trouve-t-on dans tous les êtres cette
symmétrie, ces couleurs, la beauté
enfin ? C'est que la Nature a voulu que
tout fut vivant dans l'univers ; que
chacun des individus qui y est placé,
fut pour le mieux possible, & qu'il
pût fixer avec complaisance, ses regards sur lui, dans toutes les gradations par lesquelles il doit passer.....
L'homme auroit-il été excepté de cette
loi générale ! L'auguste fonction qu'il
doit remplir, en laissant à la postérité
des parcelles de son existence, se feroit-
elle machinalement, ou si l'on veut
par le seul instinct ? Eh quoi ! la Na-

ture verroit l'homme reproduire son semblable, sans qu'il parut savourer les délices qu'elle attache à ces momens précieux ! La beauté ne seroit rien pour lui ! Pressé par le besoin, il jouiroit sans connoître la jouissance ! Ses desirs, ou plutôt ses besoins satisfaits, l'image du plaisir ne se retraceroit plus dans ses idées ! La femme qui auroit partagé son bonheur en l'augmentant, lui deviendroit indifférente, dès que l'extase..... Que cette image de l'Amour est triste à mes yeux ! Je vois une draperie sombre qui couvre le plaisir ; je vois la Nature qui commande aux hommes de multiplier, & ceux-ci obéissent comme des esclaves aux volontés du maître impérieux qui les gouverne. Dès-lors, tout sentiment délicat cesse ; aucune de ces tendres émotions qui précèdent & suivent le plaisir ; aucune de ces douces liaisons dont la durée est une suite de sensations délicieuses ; en un mot, rien à l'imagination, tout à l'instinct.

En regardant l'union des sexes, comme un acte purement physique, dégagé de tous les accessoires qui unissent les cœurs, l'amour, qui ne mérite plus ce nom, offre peu d'exemples d'impuissance, puisque l'homme ne cherchant qu'à satisfaire l'instinct, tout lui devient égal ; & que souvent l'impuissance naît du peu de rapport qui existe entre les individus qui sont forcés de s'unir. Semblable aux animaux, il oblige la première femelle qu'il rencontre, non pas à partager ses plaisirs, ce motif ne peut l'animer, mais seulement à céder à la violence des desirs, à l'impétuosité, à la fureur du tempérament.

L'impuissance, occasionée par le moral de l'amour, a sa source dans l'imagination : c'est un malheur pour quelques individus ; mais il résulte, de cet empire de l'imagination sur nos plaisirs, un bien général qui comble de félicité les hommes dont le cœur partage la jouissance. C'est une fleur que la Nature a jeté sur le plaisir, & qui est ornée de couleurs plus ou moins vives, selon que l'ame sent plus ou moins les transports qui l'agitent. Dans une union assortie, où les deux sexes desirent également le moment heureux qui doit les couronner, le plaisir s'offre sous les couleurs les plus belles ; c'est une rose qui se colore peu à peu, qui s'épanouit à la volupté.... D'une alliance cimentée sur des convenances qui n'existent pas dans la Nature, d'une union dont les intéressés ne ressentent pas l'alégresse du cœur, il résulte souvent des transports, que l'on me permettra de nommer *mélancoliques*, des

extases *sombres* : en un mot, des plaisirs *obligés*, naît l'indifférence ; & delà
à l'impuissance, il n'y a qu'un court
trajet pour beaucoup d'hommes.

C'est dans ce cas, que l'amour
moral peut occasioner l'impuissance, du
moins celle que je nomme accidentelle.
Ne voit-on pas des hommes, qui ayant
prouvé qu'ils étoient dignes des faveurs
de l'amour, ont vu s'éclipser leur
réputation sous les drapeaux de l'Hymen ?

On ne peut apporter trop d'attention dans l'assortiment des mariages ;
de la négligence sur cet article, suit,
& on n'en a que trop d'exemples, l'impuissance, ou ce qui revient au même
pour l'espèce, la stérilité. (a) Une

____

(a) En supposant que la Nature eut créé pri-
mitivement les animaux, pour s'accoupler sans choix
dans chaque espèce, il faut convenir que parmi ceux
qui nous environnent, il y a, quoique l'on en dise,
une sorte de discernement en amour. Il tiendra si

preuve fensible de l'influence du moral fur le phyfique dans la jouiffance , eft l'impuiffance accidentelle qui faifit quelques hommes , lorfqu'ils veulent effayer leurs forces dans les réduits confacrés à la débauche. *Arifte* a prouvé fa vigueur en amour, lorfque fon cœur étoit d'intelligence avec fes fens : un moment d'ivreffe le conduit chez *Laïs* ; elle expofe des charmes redoutables , *Arifte* s'enflamme par les yeux, il va fuccomber, lorfque l'imagination s'arrête ; & peignant le vuide des plaifirs qui lui font offerts , *Arifte* eft dans

---

l'on veut à des rapports, à des convenances phyfiques ; mais il n'en fera pas moins vrai, que l'Etalon, le Taureau, ne faillent pas avec la même ardeur indiftinctement les femelles qu'on leur préfente & qu'il en eft même qu'ils refufent tout-à-fait, & d'autres pour lefquelles ils s'emploient & fe fatiguent inutilement. Une chienne choifit quelquefois entre dix mâles de fon efpèce qui l'environnent, celui qui doit la couvrir.

l'impossibilité de consommer un acte
dans lequel le cœur ne veut point
paroître. Si *Ariste* est sage, il fuira un
objet témoin de sa foiblesse ; & dans
le sein de l'épouse qui le chérit, il ira
reprendre la qualité d'homme. S'il
s'obstine à lutiner sa foiblesse, si *Laïs*
en rougissant du peu de succès de son
art, y emploie les dernières ressources,
Ariste perdant la trace des vrais plaisirs, ne les goûtera plus ; ses organes,
ne pouvant être émus que par les ressorts qu'emploie la débauche, seront
insensibles aux tendres caresses de
l'amour.

On ne peut nier que ce ne soit l'imagination qui agisse dans ces circonstances, comme dans plusieurs autres ;
& notre imagination peut être émue par
la beauté, la vertu, l'image d'une
jouissance extraordinaire ; tandis que
la laideur, le spectacle de la débau-

che, la honte, la crainte, &c. peuvent rendre inutiles les efforts d'un homme qui defire les plaifirs du cœur.

LES vifites d'experts qui décident de la puiffance ou de l'impuiffance, doivent être fouvent fautives, puifque dans les circonftances que nous venons de fuppofer, les parties extérieures étant conformées comme elles doivent être, on en portera un jugement avantageux, tandis que l'homme fera impuiffant; non pas à la rigueur, mais affez pour être inhabile à la génération.

QUOIQUE la débauche foit affez généralement la principale caufe de l'impuiffance, elle n'apporte pas beaucoup de changement aux parties extérieures de la génération; (a) elle agit

____

(a) On a obfervé, au contraire, que beaucoup d'hommes à la fuite des débauches qui les avoient épuifés, offroient encore, mais dans un état d'atonie,

avec force fur celles qui ne font pas auffi évidentes. Les vaiffeaux fpermatiques, les véficules féminales font affoiblis, relâchés; la liqueur prolifique eft trop peu abondante, ayant été filtrée par des organes qui ont perdu leur reffort; les efprits animaux font en trop petite quantité pour donner de l'action aux mufcles érecteurs & aux éjaculateurs; à quoi il faut ajouter une imagination éteinte, incapable de créer même des defirs. Ceux-ci, quoiqu'enfantés par l'imagination, doivent beaucoup auffi à l'état phyfique, auquel l'imagination ne fupplée jamais. Des hommes, qui dans l'âge de la force n'ont pu conftater leur vigueur en goûtant les prémices des plaifirs du mariage, ne manquoient certainement

---

un fpectacle impofant, qui ceffe de l'être fi ces hommes exigent des effets qui répondent aux apparences.

pas de bonne volonté. Il faut s'en prendre aux déréglemens qui ont altéré leur conſtitution, & à l'habitude où ces hommes étoient de rencontrer le plaiſir ſans le chercher ; habitude qui leur rend impoſſible l'acte le plus délicat de la volupté.

L'HISTOIRE nous a tranſmis les noms de quelques hommes célèbres par leurs débauches ; elle nous apprend auſſi leur impuiſſance , lorſqu'ils ont eu à lutter contre la virginité. (*a*) Eſt-il beſoin d'ouvrir les archives de l'hiſtoire pour y trouver des exemples de la foibleſſe des hommes ? En jetant un coup d'œil ſur la ſociété actuelle, on ne verra

---

(*a*) Théodoric, Roi de Bourgogne , fut vaillant homme avec les courtiſannes , & ne put jamais conſommer ſon mariage avec Hermanberg, fille du Roi d'Eſpagne. Amaſis, *Roi d'Egypte, épouſa* Laodice , *très-belle fille Grecque, & lui , qui ſe montroit gentil compagnon par-tout ailleurs , ſe trouva , dit* Montagne , *fort court à jouir d'elle.*

que trop de preuves de la dégénération de l'espèce. Combien d'hommes lisent, en rougissant, l'histoire des peuples, chez qui les hommes riches offrent une récompense au pauvre robuste qui doit leur épargner les douceurs que l'on goûte dans la première jouissance!

UNE espèce d'impuissance différente de celle dont on vient de parler, du moins dont la cause n'est pas la même, quoiqu'il en résulte un effet pareil, est l'impuissance occasionée par une passion trop ardente. Un amant après avoir desiré, avec tous les feux de l'amour, la jouissance de sa maîtresse, se trouve, dans l'instant où il doit être couronné, incapable de goûter son bonheur. Il n'y a aucun remède à faire pour cette infirmité accidentelle. Ne pas se rebuter, en ne perdant pas la confiance que l'on doit avoir en des organes qui

jusqu'alors n'ont pas démenti leur des-
tination ; essayer peu à peu de calmer
le désordre de l'imagination trop exaltée, voilà ce que l'on peut prescrire
dans cette circonstance délicate. Il faut
bien se garder de mettre en usage les
remèdes capables d'irriter les esprits,
qui ne le sont déjà que trop. Ce seroit
tout perdre, que de s'obstiner à rem-
porter une victoire que l'on obtiendra
lorsque les feux de l'imagination étant
plus affoiblis, une partie de ces feux
viendra animer les agens de la volupté.

*.Les mariés, le temps étant tous leur,
ne doivent ni presser, ni tafter leur en-
treprinse, s'ils ne sont préts. Et vaut
mieux faillir indécemment à estrenner la
couche nuptiale..... que de tomber en une
perpétuelle misère, pour s'estre estonné
& désespéré du premier refus.... Avant
la possession prinse, le patient se doit*

à saillies & divers temps , légèrement essayer & offrir , sans se piquer & s'opiniâtrer , à se convaincre définitivement soi-même. (a)

ON a des exemples singuliers d'une impuissance, qui pour avoir quelques rapports avec les autres, en diffère essentiellement. Elle n'est qu'accidentelle, & la cure en est facile, ainsi qu'on le verra dans l'observation suivante. (b)

UN noble Vénitien épousa, à l'âge où l'amour favorise un homme avec complaisance, une jeune Demoiselle très-aimable, avec laquelle il se comporta assez vigoureusement, mais l'essentiel manquoit à son bonheur, tout annonçoit dans ses transports le mo-

____

(a) Montagne , Liv. prem. chap. XX.

(b) Elle est rapportée par le Docteur Cockburn , dans les *Essais de Médecine d'Edimbourg.*

ment de l'extase , & le plaisir qu'il croyoit goûter s'échappoit. L'illusion lui étoit plus favorable que la réalité , puisque les songes qui succédoient à ses efforts impuissans , le réveilloient par des sensations délicieuses , dont les suites n'étoient pas équivoques sur sa capacité. Cet époux malheureux , rassuré sur son état , vouloit-il prouver efficacement sa puissance & réaliser ses plaisirs ? il en procuroit sans pouvoir les partager ; en un mot , l'érection la plus forte n'étoit pas accompagnée de ce jaillissement précieux qui fait connoître toute l'étendue de la volupté. On fit inutilement plusieurs remèdes pour procurer des plaisirs à un homme qui méritoit de les connoître , & que son amour consumoit depuis assez long-temps. On pria enfin les Ambassadeurs, que la République de Venise entretient dans les différentes Cours de l'Europe, de vouloir bien confulter les plus fameux Médecins des lieux où ils faifoient leur réfidence, fur la caufe de cette incommodité, auffi-bien que fur les moyens dont il falloit fe fervir pour y remédier. J'attribuai cette impuiffance, dit le Docteur Cockburn, à la trop grande vigueur de l'érection, qui bouchoit le conduit de l'uréthre avec tant de force, qu'elle ne pouvoit être furmontée par les moyens qui obligent la femence à fortir des véficules féminales ; au lieu que cette preffion étant moins forte dans les fonges, l'évacuation fe faifoit avec plus de liberté. (*a*)

_____

(*a*) Montagne, (& l'on ne peut trop citer cet Auteur, parce qu'il traite avec fagacité les caufes morales de l'impuiffance,) parle de celle qui provient d'une *contention trop forte de l'ame. J'en fai*, dit-il, *à qui il a fervi d'apporter à la jouiffance le corps même, demi raffafié d'ailleurs, pour endormir la fureur des tranfports amoureux ; & ceux-*

LA méthode curative fut aussi heureuse qu'elle avoit été facile à trouver; car quelques légères évacuations secondées du régime, y satisfirent entièrement.

L'ON sait que pour procurer les évacuations dans ces circonstances, il faut agir avec douceur. Les purgatifs trop énergiques seroient funestes; au lieu que la saignée y convient mieux, & doit, en diminuant la quantité du fluide qui gonfle les corps caverneux, rendre l'érection moins forte. A l'égard du régime, il consiste dans l'usage des substances rafraîchissantes: les boissons, qui doivent avoir cette qualité, doi-

là cessent d'être impuissans, dès qu'ils sont moins puissans. Ce passage démontre clairement que Montagne auroit connu la cause de l'impuissance du Noble Vénitien. Les conseils qu'il auroit pu lui donner, se seroient trouvés differens de ceux du Docteur Cockburn, mais ils auroient également réussi.

vent néanmoins être prises avec ménagement ; leur trop grande abondance dans la vessie, suffit, comme je l'ai dit ailleurs, pour exciter l'érection. Les alimens assaisonnés, les liqueurs spiritueuses, enfin tout ce qui porte la chaleur dans l'économie animale, doit être proscrit à la rigueur.

L'IMPUISSANCE, dont sont attaqués les hommes qu'une sensation douloureuse affecte, n'est encore que passagère ; ils doivent même s'abstenir d'essayer leur vigueur, jusq.'à ce que les parties qui l'annoncent, en donnent les signes les moins équivoques. Il ne faut pas s'y tromper ; l'érection accompagne plusieurs maladies, & je connois des hommes qui ne sont jamais affectés par le chagrin, sans ressentir dans tous leurs membres l'érétisme le plus violent, quoique l'expérience leur ait démontré, qu'il étoit impossible de tirer parti de la tension qui s'observe à la verge.

CEUX que la mélancolie a jeté dans l'impuissance, doivent mettre en usage tout ce qui est l'antidote du chagrin ; mais éviter néanmoins les excès, qui occasioneroient un ébranlement trop vif dans l'économie animale, & auquel succéderoit un état plus triste encore que le premier. Les Anciens qui savoient, aussi-bien que nous, jusqu'à quel point la tristesse peut influer sur la population, avoient institué des fêtes pendant lesquelles tout le monde ouvroit son cœur à la joie. Ils avoient outre cela des compositions pharmaceutiques, dont la propriété étoit de réveiller les esprits ; on les appelloit *lætificantes*, (réjouissans.) Les Romains avoient encore le *Philonium Romanum ;*

les Egyptiens le *Bers.* (*a*) Ces derniers craignoient la tristesse au point, que pour la bannir, ils avoient recours à des moyens qui jeteroient la crainte & l'horreur dans un autre pays. On apportoit au commencement du festin, un squelette pour avertir les convives de se livrer à la joie & au plaisir, parce que le lendemain, peut-être ils n'existeroient plus. (*b*)

ON ne peut guère prescrire un régime général pour dissiper l'impuissance que produit la mélancolie. Chaque homme doit étudier son tempérament,

&

______

(*a*) Ces deux compositions étoient des espèces d'électuaires, composés avec le safran, l'opium, le poivre, le nard Indien, &c. Elles excitoient un délire gai & momentané, dans lequel on trouvoit vraisemblablement la même satisfaction monstrueuse que les Européens dans l'ivresse, selon Prosper Alpin.

(*b*) Plutarque fait mention de cette coutume des Egyptiens dans son Livre du *Banquet des sept Sages.*

& faire uſage des choſes dont il s'eſt
bien trouvé , en s'abſtenant de celles
qui ont trop influé ſur lui. Tout ce qui
chaſſe la triſteſſe combat l'impuiſſance ,
puiſqu'à meſure que les eſprits approchent de la gaieté & du contentement,
les fonctions naturelles ſe rétabliſſent.
Le régime doit être fort exact : tous les
alimens de difficile digeſtion , les fari-
neux non fermentés , les légumes , ne
conviennent point ici : les viandes tirées
des animaux qui ne vivent que d'herbes , & la jeune volaille , doivent être
le fonds de la nourriture des mélancoliques ; les herbes potagères doivent en
faire l'aſſaiſonnement. On peut quelquefois unir à leur nourriture quelques
aromates légers , comme la méliſſe ,
la cannelle, le mélilot : le vin blanc
& léger convient dans ces circonſtances , &c. Mais le moyen le plus favorable , & ſans lequel le régime eſt preſ-

que d'aucun effet, est d'aider l'action des alimens par un exercice modéré, en respirant un air frais, & en évitant trop de dissipation.

Les personnes dont l'impuissance a pour cause la foiblesse qui suit ordinairement les maladies graves, occasionées par l'excès des plaisirs, ont besoin des secours de la Médecine; & c'est aux hommes de l'art qu'il faut recourir. Parmi les moyens qu'ils ont employés avec succès, les plus efficaces sont, sans contredit, le *quinquina* & les *bains froids*. Le premier de ces remèdes, dit M. Tillot, (a) est, depuis près d'un siècle, regardé indépendamment de sa vertu fébrifuge, comme l'un des plus puissans fortifians, & comme calmant. Vingt siècles d'expé-

______

(a) Voyez l'*Onanisme*, art. III, sect. X.

riences exactes & raisonnées, ont dé—
montré que les bains froids possédoient
les mêmes qualités. L'on doit de plus
remarquer qu'ils ont, ainsi que l'air,
un avantage particulier; c'est que leur
action dépend moins de la réaction,
c'est-à-dire, des forces de la Nature,
que celle des autres remèdes : ceux-ci
agissent souvent à peine sur le vivant;
les bains froids donnent du ressort
même aux fibres mortes.

Des Médecins célèbres attribuent
au peu d'usage que nous faisons des
bains, une partie considérable de nos
maladies : du moins est-il vrai que
les bains froids influent beaucoup sur
la constitution des hommes dans les
contrées où on les emploie. Les Romains leur dûrent cette vigueur étonnante qui les rendoit si redoutables.
En poursuivant leurs ennemis, rien ne
les arrêtoit; couverts de sueur, on les

voyoit se jeter à la nage , & traverser les rivières & les fleuves. Il seroit aisé de fortifier une Nation en suivant l'exemple des anciens , mais on n'y pourra parvenir qu'en mettant les citoyens de tous les états à portée de faire usage des bains , sans occasioner une dépense au dessus de leurs facultés. Il faudroit aussi en écarter les dangers qu'on y pourroit courir. Tous les Romains se baignoient , parce que ce qu'il en coûtoit ne revenoit pas à plus d'un liard de notre monnoie. On trouvoit dans leurs bains toutes sortes de commodités , & même des bibliothéques. Que l'on compare ces établissemens à ceux qui existent parmi nous & qui y sont relatifs..... En 1757 , au mois d'Août, on comptoit plus de cent personnes de noyées dans la Seine ! (*a*)

(*a*) On a lieu d'espérer que lorsque les circonstances

L'UNION du quinquina & des bains froids eſt indiquée par la parité de leurs vertus, ils opèrent les mêmes effets ; & étant combinés, ils guériſſent des maladies que tous les autres remèdes n'auroient fait qu'empirer. Fortifians, ſédatifs, fébrifuges, ils redonnent des forces, diminuent la chaleur fébrile & nerveuſe, & calment les mouvemens irréguliers produits par la diſpoſition ſpaſmodique du genre nerveux. Ils remédient à la foibleſſe de l'eſtomac, & diſſipent très-promptement les douleurs qui en ſont la ſuite. Ils redonnent de l'appétit ; ils facilitent la digeſtion & la nutrition ; ils

---

le permettront, nous jouirons des bains également comme les anciens. Au reſte, les accidens qui réſultent de ce que ces établiſſemens ne ſont point encore à la portée de tous les citoyens, deviennent très-rares, par les ſages précautions que vient de prendre le Magiſtrat éclairé & bienfaiſant qui veille à la Police de la Capitale.

rétabliſſent toutes les ſecrétions , &
ſur-tout la tranſpiration , ce qui les
rend ſi efficaces dans toutes les maladies catarrhales & cutanées. En un
mot , ils remédient à toutes les maladies cauſées par la *foibleſſe* , pourvu
que le malade ne ſoit attaqué ni d'obſ-
tructions indiſſolubles , ni d'inflamma-
tion , ni d'abſcès ou d'ulcères internes ;
conditions qui n'excluent , même néceſſairement ou preſque néceſſairement , que les bains froids , mais qui
permettent ſouvent le quinquina.

A des préceptes excellens , M. Tiſſot joint des obſervations qui en conſ-
tatent la ſolidité. Un jeune homme ,
d'un tempérament bilieux , dit-il ,
inſtruit au mal (la maſturbation) dès
l'âge de dix ans , avoit toujours été dès
ce temps-là , foible , languiſſant , ca-
cochyme..... Il étoit extrêmement mai-
gre , pâle , foible , triſte. Je lui ordonnai

les bains froids, & une poudre avec
la crême de tartre, la limaille & très-
peu de cannelle, dont il prenoit trois
fois par jour. Dans moins de six se-
maines, il acquit une force qu'il n'avoit
jamais connu auparavant.

L'USAGE des eaux ferrugineuses est
recommandé, lorsque dans l'impuissance il s'agit de donner du ton, du
ressort aux parties. On emploie les eaux
de Forges, celles de Passy, & M.
Tissot, paroît avoir beaucoup de confiance aux eaux de Spa. » Un grand
» avantage, dit-il, de ces eaux & du
» quinquina, c'est que leur usage fait
» passer le lait. (*a*) M. de la Mettrie

____

[*a*] De bons Praticiens ordonnent aussi, à ceux que
le lait incommode, de mâcher pendant quelque
temps, un peu de quinquina à midi, & un peu de
rhubarbe le soir, jusqu'à ce que le lait passe avec
facilité. Le quinquina donne de la force, & de la

» nous a confervé une belle obferva-
» tion de M. Boerhaave. *Ce Duc ai-*
» *mable*, je traduis mot à mot, *s'étoit*
» *mis hors du mariage ; je l'ai remis*
» *dedans par l'ufage des eaux de Spa*
» *avec le lait.* (*a*)

Il n'eft pas befoin d'infifter pour démontrer de quel fecours peut être le
lait, lorfqu'il s'agit de réparer des pertes confidérables. C'eft l'aliment le
plus fimple, le plus facile à s'affimi-
ler. (*b*) On fait ordinairement ufage

---

tenfion aux tuniques des canaux qui portent le
chyle : la rhubarbe produit le même effet, & emporte le fuperflu du lait avant qu'il s'accumule &
s'aigriffe.

(*a*) *Amabilis ille Dux fe pofuerat extra matrimo-
nium ; ego illum repofui intra. Supplément à l'Ouvrage de Pénélope.* Voyez auffi l'*Onanifme.* Art. III.
Sect. X.

(*b*) Le lait eft en ufage chez toutes les Nations du
monde : il étoit dans les premiers fiècles l'aliment le
plus ordinaire. Pline & quelques Hiftoriens parlent de
certains peuples qui ne vivoient que de lait. Dans
quelques endroits des pays feptentrionaux, il fe

du lait de femme, d'anesse, de chèvre & de vache. Chacun a ses qualités différentes, & c'est la maladie que l'on a à combattre qui doit décider pour le choix. Le lait de vache paroît assez convenir dans la circonstance qui fait l'objet de cet article ; mais on doit, autant qu'il est possible, lui préférer celui de femme. Cette liqueur est certainement la plus naturelle & la plus analogue à nos corps : nous en ressentons dans l'enfance, dans la jeunesse, & dans les infirmités de la vieillesse, des effets salutaires. Il n'y a presque point d'abattement, selon le Docteur Cheyne, (a) dont cette li-

---

trouve plusieurs personnes qui ne mangent toute leur vie que du pain, du beure, du fromage, & à qui le lait tient lieu d'aliment solide & liquide. Galien fait mention d'un homme qui avoit vecu plus de cent ans, & qui ne s'étoit presque nourri que de lait.

(a) *Manière de traiter les maladies du corps &*

queur ne puiſſe relever le corps. Elle produiroit bien d'autres effets, ſi elle n'étoit point dépravée ou affoiblie par les alimens rances, âcres, mauvais, dont les Nourrices & les perſonnes de leur état font uſage.

M. Tiſſot craint, en ordonnant le lait de femme aux hommes chez leſquels cette liqueur doit réparer les forces ſans qu'il leur ſoit permis d'en faire l'épreuve, un inconvenient qui n'eſt rien moins que cela dans la circonſtance dont il eſt queſtion ici. » C'eſt, » dit-il, que le lait de femme doit » être pris immédiatement au mame- » lon qui le fournit..... Mais le vaſe,

---

de l'eſprit. M. Cheyne a même propoſé de réduire tous les hommes, lorſqu'ils ont atteint un certain âge, à une diète lactée, ou à un régime dont le lait fait la baſe. Un autre Médecin a écrit un traité *de facili Medicinâ*, & ſon ſecret de rendre la médecine aiſée, c'eſt d'employer le lait comme remède univerſel.

» n'exciteroit-il point des deſirs que
» l'on cherche à amortir , & ne feroit-
» on point expoſé à voir rènouveller
» l'aventure du Prince dont Capivaccio
» nous a conſervé l'hiſtoire ? On lui
» donna deux nourrices ; le lait pro-
» duiſit un ſi bon effet, qu'il les mit
» en état de lui en fournir de plus frais
» au bout de quelques mois , s'il ſe
» trouvoit en avoir beſoin. » Cette
obſervation prouve qu'il eſt dangereux
de faire prendre le lait de femme à
un homme chez qui il eſt eſſentiel
d'empêcher l'acte vénérien ; mais ne
prouve-t-elle pas auſſi , que c'eſt un
moyen dont on peut tirer parti pour
l'impuiſſance qui a pour cauſe une extrême foibleſſe.

D'AILLEURS , l'approche du mala-
de , lorſqu'il fait uſage du lait de femme,
contribue beaucoup , ſur-tout ſi cette
femme eſt jeune & ſaine , à reſtituer

des forces épuiſées. Tous les corps vivans tranſpirent par des pores innom-
brables que nous nommons exhalans; (*a*)
& une autre eſpèce de pores, en auſſi
grande quantité, pompe, abſorbe une
partie des fluides qui s'émanent des
corps qui ſont les plus près de nous.
Il eſt aiſé de concevoir qu'une perſonne foible ſe trouvera bien d'être à
portée d'*inſpirer* les germes de ſanté,
ſi je peux m'exprimer ainſi, qui s'échap-
pent continuellement d'un corps ſain
& vigoureux. C'eſt ainſi que l'on ex-
plique comment la jeune fille qui cou-
choit avec David lui donnoit des forces, dit M. Tiſſot; comment cette
même tentative a réuſſi à d'autres
vieillards à qui on l'a conſeillé; pourquoi cela affoibli la jeune perſonne,

____

(*a*) Selon les expériences de Sanctorius, célèbre
Médecin d'Italie, de huit livres d'alimens, on en
perd cinq par la tranſpiration inſenſible.

qui perd sans rien recevoir, ou plutôt
qui reçoit des exhalaisons foibles, corrompues, putrides qui lui nuisent. (a)

ON peut encore expliquer par ce
moyen, pourquoi certaines personnes
se sont mariées fréquemment avec des
personnes très-saines qui peu à peu ont
dépéries. On voit des hommes qui ont
eu six femmes & davantage, se conserver assez bien, tandis que celles-ci
perdoient la bonté de leur constitution,
qui s'altèroit insensiblement. M. le
Beau, dans l'*Histoire du bas Empire*,
rapporte le triomphe d'un mari sur une
femme qui offrit un spectacle singulier.
Rome, dit cet Historien, qui, depuis
long-temps, avoit perdu l'habitude de
voir des triomphes, en vit un sous le
règne de Théodose, d'une espèce toute
nouvelle, & aussi frivole que Rome

(a) Art. II. Sect. VIII.

elle-même l'étoit devenue, en comparaison de ce qu'elle étoit autrefois. Un homme du peuple ayant déjà enterré vingt femmes, en épousa une qui avoit rendu le même office à vingt-deux maris. On attendoit avec impatience la fin de ce nouveau mariage, comme on attend l'issue du combat entre deux Athlétes célèbres. Enfin la femme mourut ; & le mari, la couronne sur la tête, & une palme à la main, ainsi qu'un vainqueur, conduisit la pompe funèbre au milieu des acclamations d'une populace innombrable.

IL seroit cruel d'exposer la santé d'une personne saine en la faisant approcher d'un homme dont les pores n'exhaleroient que des fluides putrides & corrompus ; cependant, dans le cas d'impuissance causée simplement par la foiblesse, on ne peut pas soupçonner une grande quantité de ces fluides infects; d'ailleurs dans cet état, la transpiration se réduit à très-peu de chose; on inspire beaucoup plus qu'on ne transpire, en sorte que l'on peut espérer un soulagement sensible, sans que la personne qui le procure en ressente de mauvais effets.

LE Médecin Capivaccio, dont j'ai parlé plus haut, connoissoit bien les effets salutaires de cette transpiration *inoculée*, puisqu'il faisoit coucher son malade entre ses deux nourrices, & qu'il est vraisemblable que l'inspiration de leur expiration contribua beaucoup à rétablir ses forces. (*a*)

____

[*a*] L'imagination doit agir aussi dans ces circonstances. *Simon* Thomas *étoit un grand Médecin de son temps*, dit Montagne: *Il me souvient que me rencontrant un jour à Toulouse chez un riche vieillard pulmonique, & traitant avec lui des moyens de sa guérison, il lui dit que c'en étoit un, de me don-*

Un autre Médecin, contemporain de Capivaccio , conseilla à un jeune homme , qui étoit dans le marasme, le lait d'anesse , & de coucher avec sa nourrice, qui étoit une femme extrêmement saine & à la fleur de son âge ; ce conseil réussit très-bien , & on ne le discontinua que lorsque le malade avoua qu'il ne pouvoit plus résister au penchant qui le portoit à abuser de ces forces revenues.

On pourroit , selon M. Tissot ; conserver un remède utile, & en prévenir le danger en ne mêlant pas les sexes. Au moyen de cette précaution,

---

ner occasion de me plaire en sa compagnie : & que fichant ses yeux sur la fraîcheur de mon visage , & sa pensée sur cette alégresse & vigueur, qui regorgeoit de mon adolescence : & remplissant tous ses sens de cet état florissant en quoi j'étois lors, son habitude s'en pourroit amender. Mais il oublioit à dire, continue Montagne , que la mienne s'en pourroit empirer aussi. Liv. prem. chap. XX.

éviteroit-on tous les inconveniens? Il eſt d'un homme honnête de le croire ; mais il eſt des cas , grace à la dépravation exceſſive des mœurs , où ce feroit parer à tout que de varier les fexes

TANDIS que l'on travaille à remédier à l'impuiſſance , les fuccès s'anoncent par l'augmentation graduée des forces. Les organes de la digeſtion , & ceux deſtinés à féparer du fang les fucs fpiritueux & nourriciers , exerçant avec facilité leurs fonctions , toutes les parties reprennent , pour ainfi dire , l'état de fanté. Néanmoins , celles deſtinées à la propagation de l'efpèce recouvrent leurs forces beaucoup plus lentement, fur-tout fi elles font la caufe du défordre qui règne dans la machine. Souvent même , elles ne les recouvrent point, quoique le reſte du corps paroiſſe avoir recouvré les fiennes. L'on peut dans ce cas, selon l'Auteur de l'*Onanisme*, prédire à la lettre, que la partie qui a péché sera celle qui mourra.

Un homme s'étoit tellement épuisé avec une courtisanne, qu'il étoit incapable d'aucun acte de virilité: son estomac étoit aussi extrêmement affoibli, & le manque de nutrition & de sommeil l'avoit réduit à une grande maigreur. Voici la méthode qu'employa M. Tissot, pour procéder à la curation de cette impuissance: à six heures du matin, le malade prenoit six onces de décoction de quinquina à laquelle on ajoutoit une cuillerée de vin de canarie: une heure après, il prenoit dix onces de lait de chèvre, qu'on venoit de tirer, auquel on ajoutoit un peu de sucre & une once d'eau de fleur d'orange. Il dinoit d'un poulet roti, froid; de pain & d'un verre d'excellent vin de Bourgogne avec autant d'eau. A six heures du soir, il prenoit une seconde dose de quinquina : à six heures & demie il entroit dans un bain froid, dans lequel il restoit dix minutes , & au sortir duquel il entroit dans son lit. A huit heures il reprenoit la même quantité de lait : il se levoit depuis neuf jusqu'à dix. Tel fut l'effet de ces remèdes , dit M. Tissot , qu'au bout de huit jours il me cria avec beaucoup de joie , quand j'entrai dans sa chambre , qu'il avoit recouvré le *signe extérieur de la virilité*, pour me servir de l'expression de M. de Buffon. Au bout d'un mois, il avoit presqu'entièrement repris ses premières forces.

IL résulte de ce que l'on a dit , que l'homme devenu impuissant par la force de l'imagination n'a pas besoin des secours de la Médecine pour être guéri ; excepté peut-être dans le cas du noble

Venitien dont on a vu l'hiftoire. La tranquillité , le calme des paffions, fuffifent pour opérer la cure de l'impuiffance *accidentelle* ou *paffagère*, qui a fa caufe dans le trouble & l'agitation des efprits. L'impuiffance occafionée par la foibleffe qui fuit une maladie aiguë , ou des excès toujours dangereux , exige les fecours de l'art , ainfi que nous l'avons vu ; & ces fecours doivent être donnés par un Médecin qui , ayant étudié le nature de la maladie , faura découvrir la caufe fouvent cachée d'une impuiffance accidentelle, qui ne fera que paffagère fi le malade fe foumet à ce qui lui fera prefcrit.

L'IMPUISSANCE que fuit une maladie grave , eft plus facile à guérir que celle qui eft due aux excès de la débauche , & il n'eft peut-être pas inutile d'en dire la raifon. Un homme en convalefcence après une longue maladie, qui n'eſt pas le fruit des excès véneriens, n'a pas les organes qui ſervent à la génération plus affectés que les autres parties du corps : elles reprennent toutes leur vigueur peu à peu, & celles de ces parties qui caractériſent l'homme, n'annoncent la force que lorſque les autres exercent bien leurs fonctions. L'économie animale repare ſes pertes avec une ſorte de gradation qui fait diſparoître preſqu'en même-temps la langueur des organes; ceux de la génération n'annoncent donc la ſanté que lorſque l'eſtomac digère avec facilité, que par conſéquent le chyle bien trituré, peut donner un ſang capable de fournir à toutes les ſecrétions.

Les langueurs que ſuivent la débauche, ſuppoſent néceſſairement une individu porté avec force vers le plaiſir, & par cette raiſon la cure devient très-

difficile. On verra dans le second volume de cet Ouvrage, que des fluides
émanés du fang, aucun n'eſt plus précieux que la liqueur féminale ; que
par conféquent les excès vénériens font
les plus dangereux , puiſqu'ils épui-
fent les forces en très-peu de temps. (a)
Il faut encore fuppofer dans un homme
qu'ont épuifés les actes trop répétés de
la débauche , une imagination lafcive
qui s'oppofe à fa guérifon. L'on a vu
des hommes attaqués de maladies
vénériennes ne pouvoir obtenir de guérifon, parce qu'au milieu des remèdes
qui leur étoient adminiftrés, la débauche les conduifoit dans les mêmes lieux
où ils avoient puifés leurs maux. Tels
font à peu près les impuiffans devenus
tels par un libertinage exceffif. Tandis
que l'art tâche de réparer leurs forces,

____

(a) Voyez les chap. III, VI & VIII,

des réminiſcences dangereuſes enflamment leur imagination : ils s'efforcent
d'émouvoir par des idées obſcènes leurs
ſens encore trop foibles pour répondre
à la volonté ; ils ſont dans le même
cas que les jeunes gens , qui avant
l'âge de puberté , ont forcés la Nature
par des irritations violentes , & dont
les organes ſe refuſent à la jouiſſance ,
à l'époque marquée pour la perfection
phyſique de l'individu , c'eſt-à-dire, à
l'âge où l'homme doit travailler à pro-
pager l'eſpèce.

L'IMPUISSANCE que j'ai nommée
abſolue , lorſqu'elle dépend ſur-tout
d'un vice de conformation , doit être
regardée comme incurable. Un homme en effet privé de quelques-unes
des parties eſſentielles pour procéder à
la génération , en eſt incapable & le
ſera toujours. Il eſt quelques défauts

ſuſceptibles d'être corrigés , & c'eſt ce
que j'examinerai ailleurs , (*a*) mais il
doivent porter ſeulement ſur la conformation des parties extérieures. Il
faut néceſſairement qu'elles exiſtent:
car rien , par exemple , ne peut ſup-
pléer aux teſticules lorſqu'elles manquent ; ni à l'organe deſtiné à tranſ-
mettre la liqueur ſéminale dans le lieu
deſtiné par la Nature pour la génération.

Il eſt aſſez commun , cependant ,
de voir tomber dans l'impuiſſance des
hommes auſquels rien ne manque , ſi
l'on n'en excepte le bon ſens. J'entends
ceux qui ſe croient *maléficiés* ; préjugé
qui pour être moins général aujourd'hui,
l'eſt encore trop parmi le peuple. Il
ſeroit inutile d'amonceler une infinité
de

______

(*a*) Voyez le chapitre qui a pour objet la Stérilité.

de citations, pour démontrer l'ignorance & la fauſleté de ceux qui s'arro-
gent le droit de *nouer l'éguillette* : pour
peu que l'on ſoit inſtruit, on convien-
dra qu'il eſt de toute impoſſibilité qu'un
homme devienne impuiſſant , par la
vertu de certaines paroles myſtérieu-
ſes , ou de quelques cérémonies ridi-
cules , employées par l'impoſture , pour
effrayer les eſprits foibles & crédules.

MAIS , dira-t-on , des hommes n'ont
pu conſommer leur mariage ; on eſt certain qu'il leur avoit été jeté un ſort ;
ils en étoient menacés. Eh ! voilà la
cauſe de leur impuiſſance ! Que l'on ſe
rappelle l'hiſtoire du jeune homme cité
au chapitre des remèdes que l'on croit
capables de domter le tempérament ; que
l'on rapproche de cette obſervation celles du même genre , & on verra que
la menace de rendre impuiſſant un homme dont l'eſprit eſt foible , ſuffit pour

I. Partie. O

lier ses forces ; que cet homme soit averti, seulement qu'il s'imagine avoir des ennemis intéressés à s'opposer à ses plaisirs, il n'en jouira pas. Les prétendus *noueurs d'éguillettes*, sont plus communs dans les campagnes qu'ailleurs, parce que le peuple y est plus crédule, & que les histoires des prétendus sorciers, n'y ont pas, comme dans les villes, des hommes qui en démentrent la fausseté. (a)

ON dira que les Anciens croyoient aux maléfices qui rendoient un homme impuissant : la chose ne doit pas pa-

____

[a] Je vis, dans un Village de la Picardie, une fontaine entourée de trois arbres chargés chacun de ligatures mystérieuses faites avec différentes matières. On me dit que ces liens étoient autant de *sorts* jetés sur des malheureux ; on me fit connoître l'arbre auquel étoit déposé la force des Impuissans ; j'exhortai inutilement plusieurs personnes à abattre ces arbres, je me contentai de détruire tous les signes de la puissance d'un berger de ces cantons, sur les hommes de son village. On admira ma hardiesse,

roître étonnante, pour qui fait combien l'erreur étoit facile à introduire dans des temps de ténèbres, où les peuples plongés dans la plus profonde ignorance, toujours avides du merveilleux, aimoient les fables que leur débitoient des charlatans. (*a*) Que l'on parcoure les Voyageurs, on ne trouvera presqu'aucun peuple, qui ne croie à des moyens surnaturels, plus ou moins absurdes, qui peuvent rendre l'homme impuissant. Que conclure de cela ? Que dans tous les pays, il y a eu des fourbes qui ont su tirer parti de la crédulité du peuple ; que l'on a intimidé des hommes pour pouvoir ensuite se

______

(*a*) L'Empereur Néron ne pouvant jouir d'une femme qu'il desiroit ardemment, se plaignit qu'on lui avoit noué l'éguillette. N'aimera-t-on pas mieux croire qu'un tyran poursuivi par ses crimes, exténué par la débauche, étoit devenu impuissant naturellement, que d'admettre pour cela des moyens surnaturels ? Des mots ? Des caractères ?

rendre nécessaire auprès d'eux.

AU reste, ce seroit vainement qu'on tenteroit de guérir par des raisons seules, un homme qui croit devoir son impuissance à des causes surnaturelles. Ceux qui se croient ensorcelés ne font pas ordinairement des hommes avec lesquels on puisse raisonner. Qu'opposer à un impuissant qui vous dit : mes ennemis ont employés contre moi le *mille-pertuis* & la *rue*, cueillis de nuit, en disant des *paroles* ; ces herbes ont été cousues dans un linge avec une aiguille qui a servi à ensevelir des *morts* ; on a employé de plus, des caractères écrits avec du sang de *chauve-souris* ; on a fait *trois nœuds* à une aiguillette de *trois couleurs*, &c. L'homme de bon sens fera-t-il un discours persuasif pour démontrer que ces absurdités n'ont aucune influence sur la vigueur d'un individu ? Il ne sera pas seulement écouté. Les bonnes femmes s'empareront des époux ; alors elles contre-mineront les sorciers en employant la graisse de *chien noir*, en attachant à la colonne du lit des mariés des *testicules de coq*, en jetant dans la chambre des *fèves* coupées par moitié, &c. & voilà comme l'erreur se perpétue parmi les hommes malgré que l'on en ait.

VENETTE nous a laissé une observation, qui prouve combien l'imagination peut influer sur les organes destinés à multiplier notre espèce. Il avoit menacé un Tonnelier de lui *nouer l'éguillette* lorsqu'il se marieroit, & ce pauvre homme fut tellement frappé de crainte, qu'il fut un mois sans pouvoir s'approcher de sa femme. Il se sentoit quelquefois, dit Venette, des envies de l'embrasser étroitement, mais quand il falloit exécuter ce qu'il avoit résolu, il se trouvoit impuissant : son imagination étant alors embarrassée de l'idée du sortilége. On peut voir dans l'Ouvrage, les circonstances de cette impuissance accidentelle, & comment on parvint à la faire cesser. (*a*)

MONTAGNE, dans une circonstance à peu près la même, parvint à guérir de l'impuissance momentanée, un Seigneur dont la foiblesse d'esprit avoit influé sur le physique, dans ce moment critique où l'homme a besoin de toute sa fermeté.

UNE parente du Comte, qui fait le sujet de cette observation, *vieille Dame fort craintive de sorcellerie*, pour me servir des expressions de Montagne, fit part à celui-ci de l'appréhension où elle étoit qu'on ensorcellât les mariés.

_____

(*a*) *Tableau de l'Amour Conjugal.* IV. part. chap. III.

J'avois de fortune en mes coffres, dit notre Auteur, certaine petite pièce d'or.... où étoient gravées quelques figures célestes, contre le coup de soleil, & pour oster la douleur de teste, la logeant à point nommé sur le mal..... Resverie germaine à celle de quoi nous parlons. J'avisay d'en tirer parti, & dis au Comte qu'il pourroit courre fortune comme les autres, y ayant là des hommes pour lui en vouloir prester une, mais que hardiment il s'allast coucher : que je lui ferois un tour d'ami, & n'espargnerois à son besoin, un miracle qui estoit en ma puissance..... Seulement comme sur la nuict on iroit lui porter le resveillon, s'il étoit mal allé, il me fit un tel signe. Il avoit eu l'ame & les oreilles si battues qu'il se trouva lié du trouble de son imagination, & me fit son signe à l'heure susdite. Je lui dis lors à l'oreille, qu'il se levast....& print la robe de nuit

O iv

que j'avois *sur moi & s'en vestit, tant
qu'il auroit exécuté mon ordonnance,
qui fut ; quand nous serions sortis,
qu'il se retirast à tomber de l'eau : dit
trois fois telles paroles, & fit tels mouvemens.....* Après quelques autres cérémonies, Montagne, ordonna à son
ami de ceindre les cordons au bas des-
quels pendoit la médaille, & de la
disposer de manière qu'elle fut couchée
sur les parties que l'on nomme *témoins,*
(*testes*) parce qu'en effet elles le sont
de la vigueur, ou de l'impuissance de
l'homme. *Cela fait,* continue notre
Auteur , *je dis au Comte qu'il s'en
retourna à son prix fait : & n'oublia de
rejetter sur son lit ma robe, en manière
que les abbriast tous deux.....* Ces sin-
geries sont le principal de l'effet ; notre
pensée ne se pouvant desmesler que moyens
si étranges ne viennent de quelque abstruse
science ; leur inanité leur donne poids &

révérence. Somme , il fut certain que mes charactères se trouvèrent plus vénériens que solaires , plus en action qu'en prohibition. (a)

CES deux histoires prouvent que si un homme ne peut consommer son mariage , & que l'impuissance ait sa source dans l'imagination , il est facile à guérir , pourvu que l'on obtienne sa confiance. C'est quelque chose de triste que d'être obligé de recourir à la ruse pour y parvenir , mais il n'y a pas d'autre remède dans ces circonstances , ou il faut se résoudre à voir des époux languir , sécher , se consommer, dans l'attente d'un plaisir qu'ils se croient interdit par un pouvoir surnaturel.

IL seroit donc inutile de vouloir détromper tout d'un coup des hommes

____

(a) Montagne , Liv. prem. chap. XX.

foibles, malheureufement trop perfua-
dés du pouvoir des prétendus magiciens
fur eux, mais on pourroit y parvenir
en fe prétart à leur démence jufqu'à un
certain point, ainfi que le prouve
la dernière obfervation. Le Roi de
Boutan, dit un écrivain célèbre,
eut un jour befoin d'être faigné. Un
Chirurgien Gafcon, qui étoit venu à
fa Cour dans un vaiffeau de notre compagnie des Indes, fut nommé pour
tirer cinq onces de ce fang précieux.
L'Aftronome de quartier cria que la
vie du Roi étoit en danger fi on le
faignoit dans l'état où étoit le ciel. Le
Gafcon pouvoit lui répondre qu'il ne
s'agiffoit que de l'état où étoit le Roi
de Boutan; mais il attendit prudem-
ment quelques minutes; & prenant
fon almanach: vous avez raifon, grand
homme, dit-il à l'Aumônier de quartier, le Roi feroit mort fi on l'avoit

faigné dans l'inftant où vous parliez ;
le ciel a changé depuis ce temps-là ,
& voici le moment favorable. L'Aumônier en convint. Le Roi fut guéri ;
& petit à petit , on s'accoutuma à
faigner les Rois quand ils en avoient
befoin. (*a*)

[*a*] *Mélanges de M. de* Voltaire. Chap. XIII,
Jufqu'à quel point on doit tromper le Peuple.

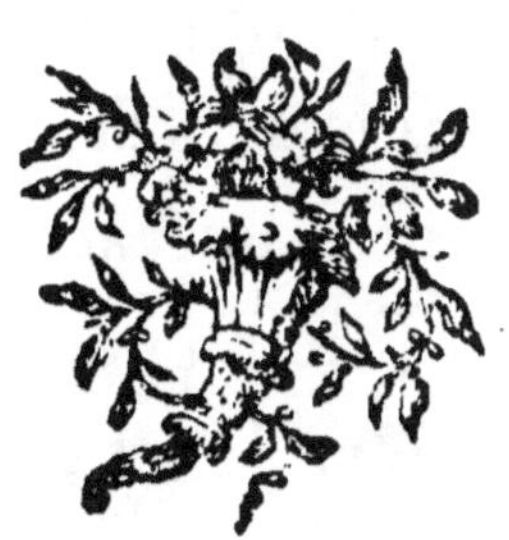

CHAPITRE V.

Du Congrès.

Jamais la Biche en rut, n'a pour fait d'im-
puissance,
Traîné au fond des bois un Cerf à l'Au-
dience.
Et jamais Juge entr'eux ordonnant le *Congrès*,
De ce burlesque mot n'a sali ses Arrêts. (a)

PERSONNE n'ignore que l'infame usage qui consistoit à faire rendre par un mari, devant plusieurs témoins, le devoir conjugal à sa femme, pour se justifier contre une accusation d'impuissance, subsistoit encore vers la fin du siècle dernier. Il est étonnant, jusqu'à quel point on étoit prévenu que cette preuve étoit la seule admissible, pour constater irrévocablement les at-

______

(a) Boileau, Satyre VIII.

tributs physiques de l'homme ; tandis
que l'expérience démontroit, au contraire, que le Congrès étoit ce qu'il
y avoit de moins certain pour découvrir la vérité. Une femme, pour trouver un prétexte de divorce, n'avoit
qu'à accuser son mari d'impuissance ;
on ordonnoit cette épreuve odieuse, à
laquelle sur mille hommes, un seul
peut-être sortiroit victorieux. En effet,
si, comme je l'ai dit ailleurs, l'union
des sexes suppose celle des cœurs,
comment croire que deux époux, dont
l'un demande avec hardiesse la séparation, ce qui suppose le désespoir, la
haine, l'horreur dans l'autre, puissent,
celui-ci fut-il un athlète, consommer
l'acte le plus sacré de la Nature,
environnés d'experts attentifs, dont
les regards curieux, imposans, doivent jeter le trouble & la confusion
sur les époux.

PAR l'impuiſſance, on doit entendre, ainſi qu'on l'a obſervé au Chapitre précédent, l'état d'un homme
incapable de remplir le devoir conjugal : or, on a diviſé cet état en impuiſſance abſolue ou habituelle, & en
impuiſſance accidentelle ou paſſagère.
Dans l'un ou l'autre cas, on ordonnoit
le Congrès. Il eſt aiſé de s'appercevoir
qu'il étoit inutile dans l'incapacité habituelle ou abſolue, & que dans celle
qui n'eſt que paſſagère, la publicité
que l'on donne au Congrès, devoit
néceſſairement augmenter le déſordre
de l'imagination, & amortir les organes auxquels on vouloit comman-
.der.

SI une femme ſe plaignoit en Juſ-
tice de ce que ſon mari ne faiſoit pas
la *beſogne de la maiſon*, (expreſſions
dont on ſe ſervoit dans ces circonſtances,) on ordonnoit l'examen des par-

ties ; si le rapport des Médecins, Chirurgiens, Matrones, portoit que les
parties étoient en *bon état de Nature*,
on ordonnoit le congrès, pour découvrir l'obstacle qui divisoit l'homme &
la femme ; si au contraire, les organes
péchoient dans quelques circonstances,
on ordonnoit également l'acte devant
témoins. Ensorte que de telle cause
que provint l'impuissance, on admet-
toit le congrès comme la preuve la plus
certaine de la capacité ou de l'incapacité de l'homme. Cet acte infame étoit
également prescrit, lorsque la femme ,
par un défaut de conformation dont
on parlera ailleurs, (*a*) met obstacle
à la consommation du mariage, par
une membrane contre nature , qui
quelquefois s'oppose à l'intromission

[*a*] Voyez le Chapitre VII. du tom. II. qui a
pour objet la Virginité.

de la partie diftinctive de l'homme. (*a*)

SEROIT-CE les femmes, comme le dit Venette, (*b*) qui auroient fait naître dans l'idée des Juges d'ordonner, *par Arrêt de la Cour*, à un homme de forcer la Nature dans ce qu'elle a de plus refpectable ?

OU bien, feroit-ce *par une curiofité vaine & indifcrette, où l'efprit humain fe laiffe emporter pour étendre fes lumiéres, & foumettre à nos fens le miracle de la génération*, que cette erreur monftrueufe auroit été accréditée, comme on l'a prétendu ? [*c*]

NE recherchons pas l'origine de

[*a*] Voyez le Liv. XXVIII. des *Œuvres* de Paré. Chap. II. *Des Rapports.*

[*b*] *L'Amour Conjugal*, IV.e part. chap. I. art. III.

(*c*) Voyez le *Code Matrimonial* , &c. I.e part. art. CONGRÈS.

cette coutume honteuse, abolie par un Arrêt de Réglement du Parlement de Paris : donnons un précis de l'affaire qui occasiona cet Arrêt. On aime à voir les motifs qui déterminent les hommes à secouer le joug de l'erreur & des préjugés.

LE 2 Avril 1653, Messire René de Cordouan, Chevalier, Marquis de Langey, majeur de 25 ans, épousa Damoiselle Marie de Saint Simon de Courtomer, âgée de treize à quatorze ans. Les commencemens de ce mariage furent heureux. Quand le mari étoit absent, sa femme lui témoignoit aussi-tôt par ses lettres, l'impatience qu'elle avoit pour son retour, & lui écrivoit toujours avec cette affection tendre qui sembloit faire honneur à la société conjugale.

CETTE parfaite intelligence dura pen-

dant quatre années entières, c'est-à-
dire, jufqu'en 1657, que la Dame de
Langey accufa fon mari d'impuiffance.
Elle porte fa plainte devant le Lieute-
nant Civil du Châtelet, qui nomme
des experts pour vifiter les parties. Les
experts font la vifite, & déclarent par
leur rapport, qu'ils les ont trouvés
l'un & l'autre dans l'état où ils devoient être comme mari & femme. La
Demoifelle de *St.* Simon, pour infir-
mer ce rapport, prétendit que fi elle
n'étoit pas fille, c'étoit par les entre-
prifes brutales d'un impuiffant, & par
l'effort d'un amour également ftérile &
furieux, qui met tout en ufage pour
fe fatisfaire. Le Sr. de Langey, piqué de
ce reproche, demanda le *Congrès* ; le
Juge l'ordonne ; la Damoifelle de *St.*
Simon, interjette appel de la Sentence,
mais elle fut confirmée par Arrêt.

POUR l'exécuter, on choifit la maison d'un nommé *Turpin*, Baigneur. Cinq Médecins, cinq Chirurgiens & cinq Matrones y assistèrent, [a] & le succès n'ayant pas été avantageux au Sr. de Langey, son mariage fut déclaré nul par Arrêt du 8 Février 1659, qui le condamna à rendre la dot, &c. lui fit défense de contracter aucun mariage, & permit à la Damoiselle de St. Simon, de se pourvoir ainsi qu'elle aviseroit bon être, comme étant entièrement libre de s'engager par d'autres nœuds.

LE lendemain de cet Arrêt, le Sr.

(a) Ce seroit violer les loix de la pudeur que d'entrer dans un certain détail sur l'inspection scrupuleuse que les Parties étoient obligées de subir de la part des Experts. La visite de l'homme & de la femme faite séparément, telle qu'elle est pratiquée aujourd'hui, ne présente plus ces obscénités révoltantes, dont les Médecins, les Chirurgiens, les Matrones chargeoient leurs Rapports après l'exécution du Congrès.

de Langey fait ses protestations devant deux Notaires, déclare qu'il ne se reconnoît point impuissant, & que nonobstant les défenses qui lui sont faites de se marier, il se pourvoira par mariage ainsi & quand il le jugera à propos......

La Dame de St. Simon contracte mariage avec Messire Pierre de Caumont, Marquis de Boësle, & de ce mariage sont nées trois filles.

Dans le même temps le Sr. de Langey se marie avec Demoiselle Diane de Montault de Navaille ; & leur mariage est suivi de la naissance de sept enfans.

En 1670, la Marquise de Boësle décède, après avoir fait un testament pardevant Notaire, qui porte cette clause.

» Veut la testatrice que l'on termine » par accommodement le procès indé- » cis entr'elle & Messire Réné de Cor-

» douan, Marquis de Langey ; (*a*)
» qu'on le règle par l'avis du Sr. Cail-
» lard, Avocat au Parlement, au-
» quel elle a déclaré ses volontés,
» qu'elle veut & entend être suivies
» & exécutées de point en point,
» sans qu'on y puisse contrevenir sous
» quelque prétexte que ce soit. » Cail-
lard mourut en 1673, sans avoir rien
terminé.

DANS les contestations qui suivi-
rent la mort de la Marquise de Boësle,
entre le Marquis de Langey & le Marquis de Boësle, pour décider sur le
sort des enfans du premier ; circonstances délicates qui plongèrent les Ju-

---

[*a*] Je n'expose pas le Procès qui divisoit le
Marquis de Langey de la Marquise de Boësle,
après leur séparation ; on doit s'imaginer que la
naissance des enfans provenus de ces deux mariages, occasionèrent plusieurs incidens qui ne sont
pas de mon objet.

ges dans d'étranges embarras ; il fut avancé, que les ordres laissés en mourant par la Marquise de Bœsle, *laissent clairement entrevoir la surprise qu'elle avoit faite à la Justice, lorsqu'elle parvint, en 1659, à faire annuler son mariage.*

Le Ministère public profita de cette occasion pour demander l'abolition de *la preuve inutile & infame du Congrès.* En conséquence, par l'Arrêt du 18 Février 1677, la Cour *faisant droit sur les Conclusions du Procureur Général du Roi* [a], *fait défenses à tous Juges, même à ceux des Officialités, d'ordonner à l'avenir, dans les causes de mariage, la preuve du Congrès.* [b]

____

[a] M. de Lamoignon.

[b] Cet infame usage avoit déjà plusieurs fois soulevé les Jurisconsultes éclairés. Anne Robert, l'un des plus célèbres Avocats de son temps, un jour qu'il plaidoit dans une cause d'impuissance,

JE vais préfenter quelques-uns des motifs qui occafionèrent ce Réglement, d'après le plaidoyer de M. de Lamoignon.

SOUS quelques points de vue qu'on envifage le *Congrès*, dont le nom ne peut être prononcé fans rougir, tout concourt pour en profcrire l'ufage à la poftérité.

1.° CETTE pratique honteufe eft nouvelle & inconnue dans le droit civil & canonique. (*a*) Les Loix civiles dé-

---

qui avoit été portée par appel au Parlement de Paris, ofa, fans craindre de déplaire à cette célèbre Compagnie, lui repréfenter avec beaucoup de licence, l'abomination du Congrès, & de la vifite qu'elle avoit ordonné. Dans un Livre, dont le fameux Achille de Harlai, accepta la dédicace, il infifta encore fur l'horreur de ces abus avec beaucoup de force. Voyez *les Anecdotes de Médecine*, prem. part. anecdote XXXVIII.

[*a*] Il paroît, felon Venette, que le Congrès

cident les accusations d'impuissance par
le *triennium*, ou par la cohabitation
pendant trois ans. (*a*) Le droit canonique exige l'affirmation des parties avec
celle de sept parens, & à toute extrêmité
l'inspection des personnes. Les loix n'en
demandent pas davantage, & elles ne
parlent en aucune manière du Congrès.
Pourquoi donc le souffrira-t-on sous prétexte d'un usage bizarre, inconsidéré,
qui ne doit son origine qu'à la fureur,
à l'affronterie, & à une espèce de fré-
nésie causée par le désespoir ? C'est
ainsi

---

avoit été en usage avant Justinien. (vers le V.e
siècle.) Cet Empereur l'abolit comme opposé à la
pureté du Christianisme.

[*a*] Justinien ordonna qu'un mari pouvoit être
répudié lors que la femme perdît sa dot, si pendant deux ans il n'avoit pu consommer le mariage.
Il changea sa loi, & donna trois ans au pauvre
malheureux. Mais, dit M. de Montesquieu, dans
un cas pareil, deux ans en valent trois, & trois
n'en valent pas plus que deux.

aïnſi qu'en parlent tous les Auteurs qui ont traité cette matière : comme Vincent Tagereau, Peleus, Anne Robert, & ſur-tout Antoine Hotman, fameux Avocat au Parlement de Paris à la fin du ſeizième ſiècle, lequel aſſure que cette pratique infame ne s'étoit établie au temps qu'il écrivoit, que quatre ans auparavant. Elle a toujours été inconnue dans les autres nations, (*a*) comment donc a-t-elle pu s'introduire en France ? Comment a-t-on pu placer à côté des loix ſaintes & judicieuſes qui la gouvernent, une coutume ſi contraire aux bonnes mœurs, & à la vérité même ?

2.º CETTE erreur monſtrueuſe a été accréditée par une curioſité vaine & indiſcrette, où l'eſprit humain ſe laiſſe

-----

(*a*) Voyez la note (*a*), page 135.

emporter. Il veut toujours étendre ſes lumières.... & forcer, pour ainſi dire, la Nature, juſques dans les abymes où elle eſt retranchée.....

3.º LE congrès eſt non-ſeulement une tentative honteuſe en elle-même, mais elle eſt encore incertaine dans ſes effets. L'action qu'il a pour objet, ne ſe commande pas; (*a*) elle n'eſt point l'eſclave de l'Édit du Préteur; elle eſt eſſentiellement libre, capricieuſe, enne-

---

(*a*) Sur quel fondement, dit M. de Buffon, étoient donc appuyées ces loix ſi peu réfléchies dans le principe & ſi déshonnêtes dans l'exécution? Comment le congrès a-t-il pu être ordonné par des hommes qui doivent ſe connoître eux-mêmes, & ſavoir que rien ne dépend moins d'eux que l'action de ces organes; par des hommes qui ne pouvoient ignorer que toute émotion de l'ame, & ſur-tout la honte, ſont contraires à cet état, & que la publicité & l'appareil ſeuls de cette preuve étoient plus que ſuffiſans pour qu'elle fut ſans ſuccès? *Hiſt. Nat.* tom. IV.

mie du grand jour, des témoins, &
de cette foule de contrôleurs dont la
vue suffit pour troubler la vérité de ses
opérations; elle cherche les ténèbres
& le secret, l'intelligence de deux personnes, & le concert de deux esprits
parfaitement unis. Si dans cette occasion il s'est trouvé des hommes assez
téméraires pour ne rien craindre des
hommes qui les regardoient, ni du soleil qui les éclairoit, c'a été par le secours d'une fausse raison, & par une
espèce de philosophie qui a retenu le
nom de cynique, pour nous marquer
le déréglement de ses maximes, qui
font aussi pernicieuses que celles qu'on
a voulu autoriser par le congrès. Cet
usage infame pourra toujours déconcer-
ter tout homme à qui il reste des sentimens de bienséance & de pudeur; &
les maris les plus puissans, dans un état
de liberté où la Nature ne sera pas con-

trainte, fuccomberont fouvent dans une épreuve, auffi humiliante pour l'humanité, qu'elle eft contraire à la raifon & à tous les fentimens qui font féparables de la vertu. La caufe préfente en fournit un exemple éclatant dans la perfonne du Sr. de Langey. Perfuadé de fes forces, dont il avoit une connoiffance intime, il demande lui-même le congrès ; il y fuccombe, on déclare fon mariage nul, & on lui défend d'en contracter un autre. Il protefte contre la défenfe, fe remarie, (*a*) & devient le père de fept enfans, que la vertu de

---

(*a*) Le Sr. de Langey ne trouva pas d'obftacles pour paffer à un fecond mariage, parce que s'étant préfenté comme faifant profeffion de la religion prétendue réformée, & cette religion regardant les feconds nœuds qui lioient la Marquife de Boëffe comme adultères, & comme ayant rompu le premier mariage du Sr. de Langey avec elle, il put conformément à la doctrine de fa religion, contracter une nouvelle alliance.

leur mère met au deffus de tous les foupçons. Quel embarras pour la Cour ! Quelle perplexité dans l'efprit des Magiftrats ! Que d'abymes & de précipices le premier pas n'a-t-il pas creufés par une fuite d'événemens, auxquels la raifon & la vérité paroiffent néanmoins avoir préfidé ! Les enfans du Marquis de Boëfle & ceux du Marquis de Langey font tous, en les envifageant fous un certain point de vue, des enfans batards & adultérins ; & fous un autre, ce font des enfans légitimes, qui doivent en avoir les droits, les honneurs & les priviléges dans la fociété....

4.° L'EXEMPLE frappant que cette caufe expofe aux yeux du public, découvre l'impofture du congrès, & met au grand jour, les conféquences prefque incroyables qu'il eft capable d'entraîner après lui. Les Officiaux ont cru que la simple visite du mari & de la femme n'étoit pas une preuve suffisante, si après cela on ne les obligeoit à consommer le mariage en présence des Médecins & de plusieurs témoins.

MAIS s'ils fussent bien entrés dans les sentimens de Hinemar, Archevêque de Rheims, qui étoit de son temps un des plus grands génies de l'Eglise de France, tant s'en faut que cette nouvelle manière de prouver l'impuissance eut été pratiquée ; ils n'auroient pas même pris connoissance de ces causes, dont l'objet s'accorde si mal avec la décence de leur caractère. Qui a-t-il en effet, disoit ce Prélat, de plus opposé à la sainteté du sacerdoce, que ces questions sales & honteuses, où l'on traite de tout ce qu'il y a de plus secret entre un mari & une femme ? Ce n'est point assez qu'un Prêtre ait le cœur pur , il faut qu'il ait auſſi les oreilles chaſtes ; & comment peut-il connoître des matières qu'il eſt même obligé d'ignorer. Auſſi voyons-nous par tou- tes les loix des Empereurs Chrétiens , qu'autrefois ces matières n'étoient pas portées devant les Juges Eccléſiaſtiques ; & quoiqu'elles aient été agitées dans quelques Conciles de France , ces mê- mes conciles , quoique compoſés de laïcs en partie , ont ſouvent déclaré qu'ils ne vouloient pas connoître de toutes les cauſes de mariages , mais qu'ils les renvoyoient *ad nobiles laïcos* ; princi- palement quand il s'agiſſoit de queſtions ſemblables à celle-ci.

5.° Il faut donc bannir une bonne fois de tous les tribunaux le nom odieux de *congrès* , qui ne peut être prononcé ſans quelque horreur , & qui ne devroit jamais ſortir de la bouche des Eccléſiaſtiques. Il faut abolir pour toujours cet usage incertain dans sa preuve, & qui loin d'être approuvé par les Loix & par les Canons, leur est entièrement opposé : usage barbare en lui-même, dont la seule idée souille l'imagination, blesse le respect qui est dû à la justice, offense une religion aussi chaste que la nôtre, viole toutes les loix de la pudeur, dégrade la sainteté du mariage, déshonore l'humanité, & réduit pour ainsi dire l'homme à une condition inférieure à celle des bêtes. (*à*)

APRÈS ce qu'on vient de lire, n'aura-t-on pas lieu d'être surpris, en apprenant que dans la nouvelle édition du *Tableau de l'Amour Conjugal*, revue, corrigée & augmentée, (Londres 1763.)

[*a*] Extrait de l'article CONGRÈS, *du code Matrimonial*, par M. Leridant.

on trouve l'addition fuivante ?

» Il n'eft point, dit le correcteur de
» Venette en parlant du congrès, il
» n'eft point contre la pudeur de fe
» conformer à ce que les loix ordon-
» nent, à ce que la religion permet
» & à ce que l'ufage autorife. Ainfi,
» il n'y a point de honte à montrer
» des fignes de puiffance, & à obli-
» ger une fille de fe faire voir telle....
» L'idée qu'on fe figure du congrès en
» augmente l'horreur On croit que les
» mariés font expofés à cette épreuve
» en préfence de témoins. Cependant
» voici comment le congrès fe prati-
» que.... Le mari & la femme y font
» dans un lit bien fermé; à la vérité
» il refte dans la chambre des matro-
» nes pour fervir de témoins..... mais
» tout fe paffe d'ailleurs entre quatre
» rideaux. Lorfqu'il s'eft écoulé un
» temps fuffifant..... la femme eft vi-

» fitée par les matrones, afin de re-
» connoître, fuivant les règles de leur
» art, les veftiges de la confommation,
» fi elle s'eft faite. Ainfi, toutes pro-
» cédures à ce fujet font, non-feule-
» ment permifes, mais même ordon-
» nées par les faints décrets. »

Si ce paffage avoit befoin d'être ré-
futé, & fi je ne m'étois impofé la loi
de ménager la pudeur des lecteurs, je
rapporterois des circonftances tirées de
quelques-unes de ces abominables épreuves, & que la liberté du fiècle a permis
à quelques Chirurgiens de dépofer dans
leurs écrits. On verroit alors, fi les
Médecins, les Chirurgiens, & fur-tout
les Matrones étoient toujours exactement féparés de l'homme & de la femme dont ils devoient examiner les approches ! On verroit un Accoucheur
célèbre lutter contre une Matrone, qui
par un zèle exceffif vouloit abfolument,

en voyant les inutiles efforts d'un mari, le mettre hors d'état de jamais tromper une femme ; on verroit enfin des horreurs qu'il faut enfevelir dans l'oubli. Au refte, Venette détruit avec force les raifons qui faifoient ordonner le congrès ; pourquoi, celui qui a revu l'Ouvrage de ce Médecin, y a-t-il placé l'addition abfurde qu'on vient de rapporter ? Addition qui contredit formellement ce qui la précède, & ce qui en eft la fuite, & dont l'inconféquence eft peut-être ce qu'il y a de moins repréhenfible.

Les Anciens étoient fort éloignés (malgré tout ce que nous avons à leur reprocher) d'admettre l'ufage infame du congrès. Au milieu des débauches auxquels les peuples fe font livrés, dans les fiècles où les mœurs commencèrent à fe perdre, on reconnoît encore le refpect qu'impofoit le lien con-

jugal. Ce n'auroit pas été du temps
de Caton que les Romains eussent admis l'acte qui couvre de honte des
époux malheureux…. Le sévère Caton,
qui priva un Sénateur de sa dignité
pour avoir embrassé sa femme, en présence de sa fille! (*a*) Les Romains ne
permettoient au nouvel époux d'approcher sa femme, pour la première fois,
qu'au milieu des ténèbres, pour ap-
prendre aux jeunes mariés, la decen-
ce qui devoit régner dans les plaisirs
mêmes légitimes. (*b*) Pythagore, re-
commandoit à ses concitoyens un
usage qui se pratiquoit chez plusieurs
Nations, & qui démontre avec quelle
précaution on écartoit de l'acte conjugal, la publicité que l'on y a donné

(*a*) Plutarque. *Les Préceptes du Mariage*, liv.
XXIX, des *Œuvres morales*, tom. II.

[*b*] Idem, *des Choses Romaines.*

depuis. Ce Philosophe vouloit « que l'on
» brouillât les draps incontinent que
» l'on étoit levé du lit..... parce qu'il
» n'étoit pas honnête que l'on vit la
» place & la forme empreinte......
» comme le mari avoit couché avec
» sa femme. (*a*)

LA maxime du Parlement de Paris
est, aujourd'hui, de déclarer la femme
non-recevable à accuser son mari d'impuissance, quand il résulte de la visite
qui a été faite de sa personne, que les
parties qui servent à la génération, sont
extérieurement bien conformées. Cette
maxime est à la rigueur trop générale,
puisque le but du mariage étant d'augmenter le nombre des individus, un
homme bien conformé en apparence,

_____

(*a*) Idem, *Les Propos de Table*, liv. VIII. quest.
VII.

peut être *stérile* ou même impuissant ; mais aussi par cette maxime, on évite beaucoup d'inconvéniens qui résulteroient du moyen infame & incertain de vouloir s'assurer de l'état d'un homme, ainsi que nous l'avons exposé dans ce Chapitre.

AU RESTE, c'est aux gens de l'art à porter, avec retenue, leur jugement sur l'état des parties qu'ils ont à examiner. Il est très-difficile de décider de la force ou de la foiblesse d'un homme, relativement au mariage, à la vue des parties extérieures de la génération. L'absence des testicules, par exemple, peut en imposer, puisque dans certains individus, ils se trouvent contenus dans le bas ventre, & que dans ce cas, ils peuvent encore remplir leurs fonctions, comme s'ils étoient apparens. Les inductions que l'on tire encore

de la partie qui diftingue eſſentiellement l'homme, doivent être ſouvent
injuſtes, & les obſervations que l'on
verra dans la ſuite de cet Ouvrage,
le démontreront d'une manière très-
ſenſible.

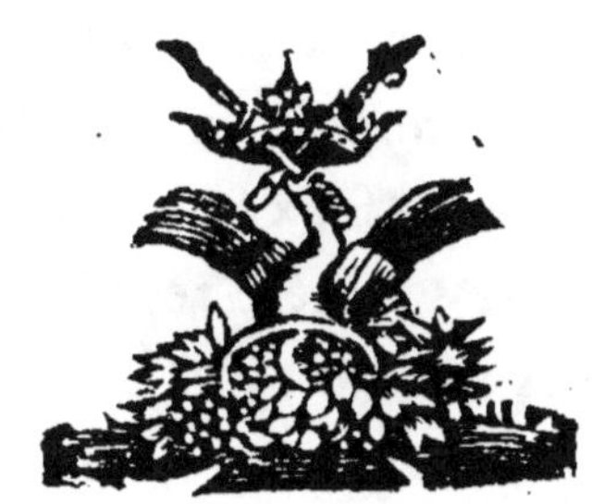

CHAPITRE VI.

De la Stérilité.

Ces noms, ces tendres noms & de fils &
    de père,
O homme! feroient-ils étrangers à ton cœur?
Le fauvage Huron dans fon fanglant repaire
    En connoît la douceur.
Vois l'objet de fes feux fourire à fa tendreffe;
Son père à fes côtés repofe en cheveux
    blancs;
A fon cou fufpendu, fon jeune fils le preffe
    De fes bras innocens. [a]

ON appelle *Stérilité* dans les femmes, ce que l'on nomme *Impuiffance* dans les hommes. Ces déno-
minations ne me paroiffent pas juftes;
je vais expofer ce que j'entends par la

---

[a] M. Thomas. *Les devoirs de la Société.* Ode.

Stérilité, & en quoi elle diffère de l'Impuissance.

PAR ce que j'ai dit ailleurs, on a vu que l'impuissance est l'état d'un homme qui, soit par un défaut de conformation, ou par quelqu'autre cause, ne peut rendre le devoir conjugal à sa femme; ainsi, toutes les fois qu'il se trouvera un homme duquel on exigeroit inutilement les deux signes de la virilité, on peut déclarer cet homme impuissant, & par conséquent stérile. Un homme peut néanmoins mériter cette dernière qualité, sans que pour cela il soit inhabile à la consommation du mariage. Combien de personnes jouissent, presque pendant toute leur vie, des plaisirs attachés à l'union des sexes, sans que de ces sacrifices réitérés offerts à l'Amour, il en résulte de ces gages précieux qui nous rendent immortels !

J'APPELLE cet état stérilité, sans

appliquer ce mot à l'un des deux époux plutôt qu'à l'autre; c'eſt leur union que j'enviſage, comme formant un tout incapable de rien produire, par des défauts qui ſont aſſez rarement communs aux deux individus, mais contre leſquels l'un & l'autre doivent ſe réunir. C'eſt donc premièrement les unions infruƈtueuſes qui conſtituent la ſtérilité. Si l'homme eſt impuiſſant, il ſera ſtérile, ainſi que je l'ai déjà dit, & ſon mariage ſera auſſi néceſſairement ſtérile, ſans que la femme puiſſe être taxée de ſtérilité.

J'AI cru cette expoſition néceſſaire avant que d'entrer dans les détails qui doivent faire l'objet de ce Chapitre. Elle l'étoit d'autant plus, que les hommes, qui croient prouver efficacement qu'ils le ſont, s'imaginent preſque toujours que l'état oppoſé à l'impuiſſance ſuffit pour la fécondité, & que ſi celle-ci n'a pas lieu , leurs femmes font ftériles.

Dans le Chapitre où j'ai parlé de l'Impuiffance, on a vu ce qui caraĉtérifoit cet état & les moyens d'y remédier , lorfque cette maladie étoit fufceptible de guérifon ; on doit fuppofer aĉuellement un homme qui s'annonce dans la carrière de l'amour, avec les talens dont la Nature a doué tous les hommes , pour favourer les délices attachés à la reproduĉtion de fon femblable. On doit encore fuppofer cet homme uni par le cœur à la femme qui lui eft deftinée, jouiffant des droits que lui donne le mariage, s'enivrant dans les bras de la volupté , pleurer fur des jouiffances infruĉtueufes , dont rien ne lui rappellera le fouvenir. Une fituation auffi trifte , mérite les attentions de la Médecine : c'eft être utile à fon fiècle, à la poftérité, que d'indiquer aux hommes les moyens de se régénérer, & jamais la France n'oubliera que Henri II, seroit mort sans laisser de lui aucun successeur, s'il n'eut eu recours au célèbre Fernel. (a)

CE desir brûlant de laisser après nous des individus, n'est pas moins gravé

(a) Henri II. ayant épousé la Duchesse d'Urbain, son mariage fut stérile pendant dix ans, au grand regret d'Henri son époux, qui fut sur le point de la répudier. L'impatience du Roi fit qu'on appella à la Cour Jean Fernel, Médecin Picard, pour traiter la Reine. Etant arrivé, dit Dupleix, ce Prince lui demanda en souriant, *Ferez-vous bien des enfans à ma femme?* Fernel lui répondit sagement: *C'est à Dieu, Sire, à vous donner des enfans par sa bénédiction: c'est à vous à les faire, & à moi d'y apporter ce qui est de l'art de la Médecine, ordonnée de Dieu, pour donner remède aux infirmités humaines.* Fernel rendit la Reine féconde en donnant à Henri des conseils qu'il suivit avec tant d'exactitude, qu'il devint père de dix enfans. La Reine, en reconnoissance d'un si grand bien, donnoit dix mille écus à son Médecin à la naissance de chacun de ses enfans, outre plusieurs autres grandes récompenses. Dupleix, *Histoire de France,* tom. III.

dans le cœur de tous les hommes, que
dans celui des Rois. L'habitant des
campagnes qui enseigne son fils à conduire une charrue, & qui en mourant
lui laisse une chaumière, des bras, de
la santé, goûte les mêmes délices dans
l'amour paternel, que celui qui pose
sur la tête de ses enfans le signe éclatant qui annonce le pouvoir & l'autorité.

LORSQU'APRÈS plusieurs conjonctions, dont les transports mutuels des
époux ont certifiés l'exactitude, les signes qui accompagnent les commencemens de la grossesse ne paroissent pas,
l'homme & la femme doivent s'attacher à découvrir les causes de leur in-
habilité à la génération. Les répéti-
tions du plaisir doivent être moins fréquentes, pour donner à la liqueur séminale le temps nécessaire de se per-

fectionner. On sait qu'elle cesse d'être prolifique, lorsque la soif de jouir interrompt fréquemment les organes qui filtrent & préparent cette liqueur : elle est privée des esprits vivifians auxquels elle doit toute son énergie ; les muscles destinés à tendre les ressorts actifs, d'où dépend le succès de l'éjaculation, ne se prêtent plus qu'avec foiblesse à ce qu'on exige d'eux ; le dépôt précieux qu'ils doivent transmettre dans le champ destiné par la Nature à la génération, n'y peut être jeté avec cette force impulsive qui distingue l'homme robuste de l'homme affoibli par l'excès des jouissances.

UNE stérilité causée par des excès passagers est facile à guérir : la modération en est le remède par excellence. Un jeune homme se fatiguoit inutilement par des consommations extrêmes ; excité au plaisir par un présent considérable que lui avoient promis les parens de sa femme, si elle leur annonçoit dans un temps donné qu'elle seroit bientôt mère, ses exploits amoureux étoient devenus pour lui un objet de calcul qui l'occupoit sans relâche. Désespéré du peu de succès de ses efforts multipliés, il croyoit sa femme stérile, lorsque, suivant un conseil sage, il fit une absence de douze jours ; ses forces furent réparées, & de retour chez lui, il prouva que *les absens n'ont pas toujours tort.* [a]

[a] L'abstinence du plaisir quelquefois n'a pas suffit pour réparer les désordres occasionés par des jouissances excessives ; on a vu des personnes trouver de la consolation dans l'usage du remède suivant.

Prenez quatre œufs ;
battez-les bien ensemble avec un demi verre d'écume de Limaçon à coque ; ajoutez-y,

De Sel

De Gingembre en poudre, de chacun une pincée,

Vingt grains de Gen-seng pulvérisés,

Il est encore une cause de stérilité dans la violence des transports qui agitent les époux. Cette cause existe chez les personnes vives, ardentes, qui précipitent les éclairs de la jouissance, sans s'attacher à la fixer un instant. Parmi les animaux, la génération n'exige pas des approches réitérées, parce qu'ils jouissent, pour la plupart, avec beaucoup plus de tranquillité que l'homme. (*a*) Celui-ci, en se livrant trop aux écarts de l'imagination, *volatilise*, évapore ses plaisirs ; la compagne qui doit les partager, commence à s'y livrer, que l'homme regrette ceux qu'il a pris ; de nouveaux efforts

le

(*a*) J'entends seulement le moment de la copulation, qui dans les animaux se passe avec assez de *sang-froid*, si l'on en juge par leur extérieur. Les préludes, dans presque toutes les espèces, se font par des combats affreux, pendant lesquels chaque mâle s'efforce de se rendre possesseur de la femelle qui est l'objet de ses desirs.

le ramènent à la volupté, il presse les instans délicieux....... C'est en vain, l'harmonie est interrompue, le plaisir voltige & passe de l'un à l'autre : s'ils n'apprennent à le fixer, si le signal heureux qui annonce la volupté n'est point entendu des deux époux, si l'amour au même instant ne les couvre de ses ailes, ils peuvent craindre de voir la stérilité dans leur mariage ; quoique néanmoins ce malheur n'arrive pas toujours, comme on le verra ailleurs. (*a*)

Il est assez facile de remédier à ces inconvéniens, lorsqu'une fois on les a découverts. La modération en amour dans les personnes du tempérament san-

---

(*a*) Le physique de l'amour trop répété rend l'union des sexes stérile ; mais il en résulte encore pour l'homme & la femme des accidens particuliers dont on traitera au Chapitre III. du second volume de cet Ouvrage.

I. Partie. Q

guin, & dans celles du tempérament bilieux, a suffi pour rendre fertiles des unions d'où il ne résultoit que des plaisirs infructueux. J'ai dit, en parlant des tempéramens, que l'homme dont la constitution étoit bilieuse, devoit être regardé comme le plus propre à la fécondité, sur-tout s'il étoit uni à une femme sanguine : c'est assez pour faire entendre que de l'union d'un homme bilieux à une femme de la même constitution, on ne doit pas attendre une nombreuse postérité ; à moins que l'âge rendant plus calmes les transports les plus ardens, les qualités requises pour la fécondité ne se trouvent réunies dans les deux individus.

LE mariage entre personnes du tempérament sanguin, est rarement infertile, à moins que quelqu'obstacle particulier ne s'oppose au but de la Nature. On observe que les hommes de

cette constitution étant naturellement
gais, enclins aux plaisirs, rendent fécondes des femmes, qui ayant jadis
épousé des hommes du tempérament bilieux, n'avoient pu laisser d'enfans. Enfin, je préférerois l'homme sanguin aux
autres, dans tous les cas où il y auroit à
craindre la stérilité de la part de la
femme. Ses talens physiques ne sont
pas aussi éminens que dans la constitution bilieuse, mais il y supplée par
des *riens*, d'où dépendent souvent le
succès des embrassemens. Les femmes
phlegmatiques ou pituiteuses ne peuvent être, dit-on, en de meilleures
mains qu'entre celles des bilieux ou
même des mélancoliques, si on veut
qu'elles soient fécondes : la froideur de
leur constitution les rendroit inutiles
entre les bras d'un homme dont le tempérament seroit phlegmatique. (*a*) Je

____

(*a*) Si la convenance des rangs & des fortunes

donne encore ici néanmoins la préfé-
à l'homme sanguin. J'ai une confiance
marquée, & que l'expérience a souvent
justifiée, dans ses talens physiques &
moraux, relativement à l'amour. Je ne
peux mieux me faire entendre que par
l'Apologue suivant.

Un Bacha se plaisoit à voir réunies dans ses jardins les plantes les
plus curieuses. Il en reçut deux de
la même espèce, d'une délicatesse
extrême, augmentée encore par le
transport, le changement de climat,

---

ne formoit presque tous les mariages, les individus
ne s'occupant que de leur bonheur, seroient mieux
assortis. « L'Amour n'entre pour rien dans les ma-
» riages de convenance, dit M. Clerc, ou du moins
» il ne bat que d'une aile, il doit battre des deux
» pour faire des enfans robustes ; ce qu'on fait à
» regret, on le fait toujours mal : l'Amour dans ce
» cas ressemble à une lampe sépulchrale qui éclaire
» une urne, sans réchauffer les cendres qu'elle con-
» tient. » *Histoire Naturelle de l'Homme considéré dans l'état de maladie*, tom. I.er

& la différence du sole. Elles furent confiées à deux esclaves de caractères différens, qui promirent tous leurs soins pour la culture de ces végétaux. Pour encourager nos jardiniers, le maître jura par Mahomet de donner la liberté au cultivateur de la plante, qui la première produiroit des fleurs. On peut juger de leur activité à examiner ce qui convenoit aux plantes dont ils étoient chargés, & auxquelles ils attachoient le bien le plus précieux. L'une devoit être conduite par un *Indien*, vif, impatient, robuste ; l'autre, par un *Européen*, non moins vif, mais aussi moins impatient, & dont la force étoit compensée par l'adresse. L'Indien ne quittoit pas la plante qui lui étoit confiée. A chaque instant, nouveau labour, ample arrosement, il n'épargnoit rien...... La petite plante fatiguée étoit continuellement transpor-

tée d'un lieu à un autre ; ici le foleil
eft trop chaud, là c'eft le vent qui
fouffle , tout eft perdu ! La plante **va**
périr ! Et de l'eau & du labour !......
L'Européen , au contraire , paroiffoit
moins occupé que fon compagnon ;
mais rien n'étoit négligé, il favoit placer fes foins , & fur-tout attendre les
circonftances qui les rendoient néceffaires. La chaleur commençoit-elle à fe
faire fentir à fa petite plante ? Mon
compagnon l'Indien , difoit-il en riant,
a déjà rafraîchi les racines de fon élève , il fe hâte de la tranfporter à l'ombre...... Le pauvre innocent ! J'en fuis
fàché, mais il ne réuffira pas. Il connoît peu les loix de la Nature ; c'eft
elle qui fertilife la terre , & non pas
cette poignée d'hommes répandus fur
fa furface. Lorfque les plantes qui vé-
gètent , altérées par la chaleur, annoncent aux hommes qu'elles ont be-

foin d'eau, la Nature ne semble-t-elle pas attendre encore un plus grand degré de chaleur avant d'ordonner les orages ? N'observe-t-on pas, qu'avant que les végétaux reçoivent des arrosemens aussi salutaires, tout concourt à les disposer à sucer avec fruit ces influences bienfaisantes ? Des nuages légers se forment peu à peu, adoucissent, brisent les rayons du soleil ; les zéphyrs agitent doucement les feuillages des plantes, & sans diminuer la chaleur, disposent celles-ci à aspirer les sucs que la Nature leur prépare. Des vapeurs légères s'élèvent dans l'athmosphère & semblent destinées à adoucir l'impression trop vive que feroit la chûte de l'eau sur de jeunes plantes .... C'est alors que le besoin s'annonce, & qu'il faut y satisfaire. En raisonnant ainsi, notre jardinier physicien, imitoit la Nature dans ses

procédés, & joignoit l'application au
précepte. Aussi vit-il en peu de temps
la plante qui lui fut confiée, développ-
per, étendre ses rameaux; de jeunes
boutons parurent à leurs extrêmités, &
leur épanouissement fit place aux fleurs
éclatantes, dont la naissance devoit
procurer la liberté à celui qui avoit su
les faire éclorre. Il n'en fut pas de
même de la plante cultivée par l'Indien; il donnoit ses soins ave trop d'ardeur. Le plus léger changement qu'il
croyoit appercevoir dans la plante, lui
paroissoit de pressans besoins auxquels
il s'empressoit de satisfaire.... Elle n'en
mourut pas cependant, si l'on ne veut
appeller mort, l'état d'un être auquel
il est impossible de laisser des individus
de son espèce.

En observant les précautions indiquées, en parlant des Tempéra-

mens, (*a*) & celles qu'on a vu plus haut, je veux dire en ne contractant pas d'unions disparates, on peut en quelque sorte être assuré de laisser des enfans, qui perpétueront l'existence des auteurs de leurs jours. Mais ceux qui ont eu le malheur de contracter de telles unions, ne doivent cependant pas désespérer de rendre leur mariage fertile, s'ils veulent s'assujettir à ce qui a déjà été prescrit. On a vu que domter la constitution primitive des individus est presque impossible ; on peut néanmoins l'adoucir avec le temps, du moins pour ce qu'il s'agit ici, & les moyens d'y parvenir ne doivent être pris que dans la nature des alimens qui sont les plus familiers. Le régime doit tendre, par exemple, à rendre moins ardent l'homme bilieux, qui a épousé

____

[*a*] Chapitre I.er de ce volume.

une femme mélancolique ou pituiteuse, tandis que celle-ci doit faire usage d'alimens capables de donner plus de ton, plus de ressort à ses organes.

LE tempérament sanguin exige un régime qui rafraîchisse le sang, qui en calme l'effervescence : les personnes de cette constitution doivent s'abstenir de tous les mets trop assaisonnés. Les liqueurs trop fermentées, trop spiritueuses leur sont contraires. Elles doivent employer les viandes tirées des animaux qui vivent d'herbes & de graines, comme le bœuf, le mouton, le veau, & la volaille : les herbes potagères, (si l'on en excepte l'ail, l'oignon, la moutarde, les asperges, les artichaux, le céleri, les choux, &c.) conviennent aux personnes sanguines. Elles doivent sur-tout avoir soin que la transpiration se fasse avec liberté ;

sa suppression entraîne des accidens graves.

TANDIS que le régime indiqué sera suivi avec exactitude, on observera de se livrer aux occupations, qui y sont relatives, & qui ne contribueront pas peu à entretenir les qualités physiques de l'homme sanguin. Il évitera de se livrer à de trop grandes dissipations ; parce que, déjà assez porté aux plaisirs, il ne doit pas chercher à augmenter la propension qu'il a pour eux. Les lectures, par conséquent, doivent être choisies. Il faut sur-tout éviter celles qui deviennent dangereuses en excitant l'imagination au plaisir : la vivacité de l'homme sanguin communique aux sens, avec une facilité étonnante, les plus légères impressions, & les personnes de ce tempérament cèdent volontiers aux titillations qui les agitent.

LES hommes bilieux doivent à leurs repas préférer aux autres alimens, ceux qui relâchent les fibres trop tendues, qui humectent, rafraîchissent & adoucissent. Le régime du tempérament sanguin convient assez aux personnes de cette constitution ; leur estomac est fort, & rien ne leur est si contraire que l'abstinence. L'été est sur-tout le temps où elles doivent veiller sur leur santé, éviter les boissons spiritueuses, les alimens échauffans, les poissons de mer qui tendent à la putréfaction, &c. Elles peuvent remédier aux chaleurs d'entrailles, à la constipation, en usant tous les matins de quelques verres d'eau, bus à jeun de demi-heure en demi-heure.

LES personnes de cette constitution doivent encore éviter les passions fortes qui donnent de violentes secousses à la machine. La promenade, la musique, les plaisirs tranquilles font pour elles des moyens de santé ; tandis que l'oisiveté, l'ennui, la longue application & l'opiniâtreté du travail, leur font funestes. Elles doivent rechercher la compagnie des personnes dont l'imagination est riante & enjouée, avec autant d'ardeur que peut-être elles doivent éviter de se lier, trop étroitement, avec celles d'un tempérament analogue au leur.

TOUT ce qui appauvrit & qui épuise le sang, peut produire le tempérament mélancolique : (nous avons vu que cette constitution n'est qu'acquisitive, puisqu'elle ne se déclare qu'à l'âge viril,) aussi l'abstinence, un air trop chaud, toutes les liqueurs, les vins fumeux, les longues veilles, les exercices violens, les passions vives & fortes, font nuisibles aux mélancoliques. Le régime

qui leur convient eſt celui qui peut
introduire dans le ſang aſſez de liquide,
pour qu'il puiſſe pénétrer les parties du
ſang trop rapprochées. Le pain bien
fermenté, les viandes tirées des animaux herbivores & la jeune volaille,
doivent être la baſe de ce régime ;
les herbes potagères doivent en faire
l'aſſaiſonnement, auxquelles on peut
quelquefois unir des aromates légers,
ainſi qu'on l'a vu au Chapitre de
l'Impuiſſance.

Les perſonnes de la conſtitution mélancolique doivent, comme les précédentes, rechercher ce qui peut dé-
tendre leur imagination : la promenade, la muſique, les plaiſirs tranquilles,
leur ſont indiqués ; elles ne doivent
reſter dans les appartemens que le
moins qu'il leur eſt poſſible ; le con-
tact immediat de l'air extérieur & l'exercice modéré, leur feront d'autant plus

salutaire, que ce sera tout à la fois distraire l'imagination & fortifier les organes.

LA constitution pituiteuse ou phleg-matique, annonce la Nature défaillan-te ; elle exige dans l'état de maladie, des remèdes qui ébranlent & secouent la machine ; dans l'état de santé, (si les personnes de cette constitution en jouissent,) le régime doit remplir les mêmes indications. Tout ce qui échauffe & dessèche convient ici, avec les mé-nagemens & les restrictions que dicte la prudence. Les hommes pituiteux doi-vent respirer un air sec, faire un usage modéré des liqueurs fermentées, du vin, du café, du chocolat ; avoir soin sur-tout de ne pas noyer les digestions par des lavages qui sont tout au moins inutiles, car tout ce qui rafraîchit, qui humecte & relâche, est nuisible. La

viande de bœuf, de mouton, la volaille, convient mieux aux personnes
de ce tempérament, que les jeunes
animaux, qui abondent en humidité,
tels que le veau, l'agneau, le cochon
de lait, &c. mais ce qu'on ne peut
trop recommander, c'est l'exercice ;
car l'augmentation de mouvement &
de chaleur qui en résultent, font très-
nécessaires pour faciliter les sécrétions
& les autres fonctions naturelles.

D'HABILES Médecins ont observé,
qu'on trouve peu fréquemment des
hommes pituiteux parmi les soldats,
les laboureurs, & tous ceux qui font
obligés de vivre du travail de leurs
mains. Aussi les pituiteux étant moins
féconds que les autres hommes, il
est aisé de dire pourquoi la population
est moins abondante chez les gens du
monde qui mènent une vie sédentai-
re & oisive, que parmi les habitans

des campagnes & des villes peu con-
sidérables.

Un célèbre Médecin de la Faculté
de Paris, aussi connu par les talens qui
le distinguent dans l'art de guérir , que
par une éloquence persuasive qui attire
à ses leçons un concours prodigieux
d'Auditeurs , m'a paru , (dans les
savantes leçons qu'il donne sur la
Physiologie ,) avoir une sorte de confiance en l'homme phlegmatique , relativement à la génération. La raison
qu'en donne ce savant Académicien ,
est , si je me la rappelle bien , que les
hommes de ce tempérament n'étant
pas aiguillonnés par la force de leur
imagination , ne se livrent à l'amour,
ou plutôt à un besoin physique stricte-
ment dit , que lorsque la liqueur séminale est en assez grande quantité
pour les y déterminer ; que conséquem-
ment , cette liqueur a dû subir , du-

rant fon féjour dans les organes fpermatiques, les préparations néceffaires
pour devenir prolifique. Peut-être cette
affertion découle-t-elle du fyftême
d'Hippocrate fur la génération, pour
lequel M. Petit laiffe entrevoir quelque penchant. (*a*) Quoiqu'il en foit,
on peut dire, même en admettant le
fentiment de M. Petit, que fi l'homme
de la conftitution phlegmatique a quelque talent pour la multiplication de
l'efpèce, l'occafion de le développer
doit fe rencontrer rarement, par les
raifons que nous avons expofés ailleurs.
(*b*) On peut encore ajouter, que ces
talens doivent s'éclipfer dans l'homme,
qui, né avec beaucoup de tranquillité,

[*a*] On verra au Chapitre X. du II.e volume,
l'expofé de ce Syftème fur la Génération.

(*b*) Il faut fe rappeller ce que nous avons dit
de l'affortiment des conftitutions, en parlant des
tempéramens, au Chapitre I.er de ce volume.

relativement à l'amour, s'est livré au désordre par une sorte de vanité mal entendue, par l'effet des mauvais exemples, &c. car encore une fois, l'homme de la constitution dont nous parlons, est celui auquel l'état de célibataire est le moins à charge.

CHACUN étudiant sa constitution, d'après le tableau que j'en ai exposé au Chapitre des Tempéramens, pourra se servir des moyens proposés ci-dessus pour adoucir les défauts qui constituent la stérilité, & qui dépendent essentiellement de la constitution de chaque individu. Les qualités qui constituent les tempéramens primitifs, ne se trouvant pas toujours dominer seules dans le même sujet, il en résulte des combinaisons qui modifient les tempéramens de différentes manières. C'est encore aux personnes qui sont dans ce

cas, à étudier les mélanges de qualités qui exigent quelques changemens
dans le régime. Le tempérament fanguin, par exemple, s'unit quelquefois
avec le mélancolique, & le pituiteux
avec le bilieux; il faut pour lors affortir les régimes de ces deux conftitutions.

PARMI les alimens prefcrits dans les
moyens de rendre fertiles les mariages,
en corrigeant quelques conftitutions,
j'ai placé deux boiffons, le café & le
chocolat, regardées par des perfonnes,
fur-tout la première, comme peu propres à remplir les vues que l'on fe propofe. A l'égard du chocolat, c'eft une
nourriture qui répare & qui fortifie
promptement. Il contribue par ces
deux qualités à féconder les plaifirs du mariage, & il convient fur-
tout aux perfonnes phlegmatiques

qui ont besoin de stimulant.

Un Médecin Anglois (*a*) ayant un phtysique réduit à un état pitoyable, lui conseilla l'usage du chocolat ; le malade se trouva dans peu parfaitement guéri ; mais ce qui démontre l'efficacité du régime contre la stérilité, c'est que la femme du malade, pour complaire à son mari, s'étant mise aussi à l'usage du chocolat, eut dans la suite plusieurs enfans, quoiqu'elle passât auparavant pour être hors d'état d'en avoir. Si le chocolat n'opère pas souvent des effets aussi marqués, c'est que l'on en fait une mauvaise application, ou que les ingrédiens qui le composent ne sont pas d'une bonne qualité. L'usage du chocolat ne doit guère convenir aux tempéramens bilieux ni aux

______

[*a*] *Traité des Alimens* par Lemeri, III.e partie, Chap. VIII.

fanguins, puifqu'il échauffe beaucoup les premiers, & qu'il nourrit trop les feconds, en augmentant encore le volume du fang. L'addition de la vanille & de l'ambre que l'on fait au cacao & au fucre dans la compofition du chocolat, le rend infupportable & nuifible à toutes les perfonnes qui font échauffées & dont le fang eft en agitation. Il faut auffi obferver qu'il en eft de cet aliment, comme de plufieurs autres; il ne faut pas s'y être habitué trop fortement pour qu'on fe reffente de fes bons effets; il devient prefqu'indifférent par l'habitude.

JE ne rapporterai pas tout ce qui a été dit pour & contre le café; il faudroit des volumes entiers. La boiffon que l'on fait avec cette graine eft, felon de grands Médecins, un préfervatif affuré contre plufieurs maladies; & felon d'autres, il la faudroit profcrire entièrement de l'Europe. On soutint en 1695 une thèse dans les Ecoles de Médecine de Paris, dans laquelle on entreprit de prouver, que l'usage journalier du café rendoit les hommes & les femmes inhabiles à la génération. Il seroit à souhaiter que cette boisson ne soit pas d'un usage aussi général qu'elle l'est ; mais je ne crois pas qu'on puisse à la rigueur attribuer au café la dépopulation qu'on observe en Europe, depuis qu'il y a été mis en vogue. M. Hecquet, dans le *Traité des Dispenses du Carême*, rapporte l'histoire suivante, pour prouver l'influence du café sur la propagation de l'espèce. Une Reine de Perse ne sachant ce qu'on vouloit d'un cheval que l'on tourmentoit pour le renverser à terre, s'informa à quel dessein on se donnoit, & à cet animal, tant de mouvement. Les Officiers firent honnétement entendre à la Princesse, que c'étoit pour en faire un hongre. *Que de fatigues !* répondit-elle, *il ne faut que lui donner du café.* Elle prétendoit en avoir la preuve domestique dans la personne du Roi son mari, que le café avoit rendu indifférent pour elle. (*a*)

Il est aisé de prouver tout ce que l'on veut, lorsqu'on écarte les circonstances qui affoibliroient les choses que l'on s'efforce d'établir. Stenzel rapporte la même histoire que M. Hecquet, & les réflexions qu'il y a jointes, démontrent qu'il ne faut pas toujours tirer des conséquences générales d'un cas particulier. Quelqu'un osera-t-il

____

(*a*) *Traité des Dispenses du Carême.* Edit. de 1709. Dans la seconde édition de son livre, en 2 vol. M. Hecquet a retranché cette anecdote. On lisoit l'Ouvrage au réfectoire de Port-Royal, & les Religieuses furent très-scandalisées de ce trait un peu trop gaillard ; c'est ce qui le fit supprimer par la suite.

t-il soutenir que le café est un vomi-
tif, parce que Boyle a vu un homme
auquel une tasse de cette infusion te-
noit lieu du plus fort émétique ?

» L'USAGE du café, dit Stenzel,
» loin d'affoiblir la force de ceux d'un
» tempérament vif & robuste, & qui
» ont les parties de la génération en
» bon état, sert au contraire à les
» exciter à l'amour. Il produit des effets
» contraires dans les personnes foi-
» bles qui abondent en phlegme, qui
» ont beaucoup de particules terrestres
» superflues, & dont les organes de
» la génération sont languissans. De
» ce nombre étoit Mahmud-Kaslin,
» Roi de Perse, qui étoit grand pre-
» neur de café, & qui se trouva hors
» d'état de s'acquitter du devoir con-
» jugal. » (a)

____

(a) *Toxicologia* de Stenzel. Voyez le *Dict. de
Méd.* art. COFFE.

I. Partie. R

JE ne prétends pas, comme j'ai dit plus haut, démontrer que l'abus qu'il y a à faire un usage excessif du café n'entraîne aucun inconvénient. Je sais que des Médecins célèbres (a) ont parlé des maladies graves qu'il peut occasioner ; mais il suffit de dire que cette boisson, lorsqu'elle est moins prise par habitude que par besoin, & que l'usage en est modéré, fortifie l'estomac, rend la mémoire & l'imagination plus vives, & donne de la gaieté. (b) On sait que dans plusieurs alliances, la stérilité est causée par une sorte d'engourdissement mélancolique,

------

(a) Boecler, Simon Pauli, Willis, Cheyne, Hoffman, &c.

[b] C'est le sentiment de Prosper Alpin, de Baglivi, de Lefebvre, de MM. Andri, Bourdelin & de Jussieu. Ce dernier soutint en 1716, une thèse dans laquelle il conclut que l'usage du café est salutaire aux gens de Lettres.

qui s'oppose à la réunion des circonstances, d'où dépend la fécondité ; une
boisson qui possède les vertus recon-
nues au café, peut donc suffire quelquefois pour réunir ces circonstances. (*a*)
Mais c'est sur-tout chez les personnes
phlegmatiques, qu'il doit opérer de bons
effets, en observant néanmoins de le
prendre en petite quantité, pour éviter
le malheur dont Mahmud nous fournit
un exemple ; tandis qu'il doit nuire aux
personnes maigres, exténuées, ou dont
le sang est dans une agitation violente, en les portant vers l'amour avec
trop d'ardeur. (*b*) « O vous qui sur une

____

(*a*) Les Turcs regardent le café comme une
chose si nécessaire, que les maris s'obligent, par
contrat, d'en fournir à leurs femmes.

(*b*) Les femmes, sur-tout lorsqu'elles sont en-
ceintes, doivent être fort circonspectes sur l'usage
du café, car il peut causer des hémorrhagies, d'où
il résulte assez souvent l'avortement. L'abus de
cette liqueur affoiblit les nerfs, & dans cet état,

» large poitrine portez un menton à
» triple étage, & traînez avec peine
» un ventre monstrueux, si votre santé
» vous est chère, faites usage de cette
» liqueur pleine de feu ; elle cuira cet
» amas pernicieux d'humeurs qui vous
» accablent, excitera dans tout votre
» corps une abondante transpiration,
» & au bout de quelque temps vous
» verrez votre graisse & votre ventre
» diminuer, & vous délivrer d'un poids
» fort incommode. » (*a*)

UN embonpoint excessif s'oppose
encore quelquefois à la génération, &
même à l'acte dont elle doit être le

---

la moindre maladie, un accouchement même, présente des symptômes effrayans, auxquels les femmes délicates ont de la peine à résister.

(*a*) Traduction du Poëme de M. l'Abbé Mas-
sieu sur le *Café*. Voyez le *Journal Économique*,
Juillet 1756.

résultat : dans cette dernière circonstance, l'homme & la femme ne sont
ni impuissans ni stériles, & ne peuvent
néanmoins consommer le mariage. Si
l'empêchement vient du côté de la
femme, elle doit se prêter à ce qu'e-
xige de sa complaisance, l'homme qui
desire d'avoir des enfans.

ON peut, pour faciliter les époux,
permettre la situation qui leur est la plus
commode. La Religion ne s'y oppose
pas, lorsque le but où tendent ces
efforts est la multiplication de l'espèce.
Il est plus contraire à la sainteté des
dogmes de la Religion, de jouir des
plaisirs stériles, que de chercher à les
rendre féconds par les moyens qu'indiquent la Nature & l'instinct à tous
les animaux. Je n'entends pas conseiller aux époux ces postures inventées
par la débauche & le libertinage le plus
effréné, capables de causer la stérilité,

bien loin d'y remédier.... Que ces attitudes trompeuſes, qui ſemblent offrir l'image de la volupté aux cœurs corrompus & flétris, reſtent dans les lieux où l'amour n'a jamais pénétré ſans horreur ; dans ces lieux où le plaiſir eſt un monſtre auquel on ſacrifie avec les tranſports de la fureur ! L'hymen, plus attentif à donner de l'énergie à la volupté, qu'à multiplier les ſacrifices qui l'appellent, bannit de ſes myſtères tout ce qui peut effaroucher la pudeur & la décence ; car il en eſt une, quoiqu'en diſent les Cyniques.

TOUTE poſture qui tend à écarter de la jouiſſance les fruits qu'on a lieu d'en eſpérer, eſt contraire aux loix naturelles ; & toutes celles qui applaniſſent les obſtacles qui s'oppoſent à la conception, doivent être admiſes dans les cas qui les exigent.

LE goût fantaſque de quelques hommes qui célèbrent les myſtères de l'Amour, étant debout, rend néceſſairement ſtérile l'union des ſexes. Nous avons quelques obſervations qui prouvent que cette manière de ſe joindre a réuſſi quelquefois ; mais ces cas ſont ſi rares, qu'ils démontrent moins la poſſibilité de la conception dans cette attitude gênante & contrainte, que la paſſion forte qui animoit les amans, lorſqu'après avoir vaincu les obſtacles contraires à leurs plaiſirs, ils profitoient de quelques inſtans dérobés & tumultueux. (*a*) Outre la ſtérilité qui réſulte de cette manière de s'unir à la femme, la ſanté doit en ſouffrir ; car, obſerve

---

[*a*] Les Auteurs qui nous ont laiſſé ieurs obſervations à ce ſujet, ont auſſi remarqué qu'à la groſfeſſe ſuccède un accouchement preſque toujours contre Nature, & qui expoſe la mère & l'enfant au danger le plus éminent. Voyez les *Obſervations* de Mauriceau *ſur les Accouchemens.*

R iv

très-bien Venette, « toutes nos parties
» nerveuses travaillent alors, & se
» ressentent de la peine que nous nous
» donnons. Les yeux en sont éblouis,
» l'épine du dos en souffre, les ge-
» noux en tremblent.... c'est la source
» de toutes nos lassitudes, de nos
» gouttes & de nos rhumatismes. » (a)
L'observation suivante tirée de l'Onanisme, (b) confirme ce qu'avance Venette.

Un homme livré, par une espèce
de goût singulier, aux *Vénus* du plus
bas étage, & ne les connoissant guère
que dans les coins des rues & dans la
posture dont il est question, tomba dans
l'épuisement, accompagné de maux de
reins les plus cruels, & d'une atrophie

---

[a] *Tableau de l'Amour Conjugal*, II.e part. chap.
VI. art. II.

[b] Art. II. Sect. VIII.

ou desséchement des cuisses & des jambes, jointe à une paralysie de ces parties, qui paroissoit être une suite de l'attitude dans laquelle il s'étoit livré à ses sales voluptés. Il mourut après avoir gardé le lit six mois, dans un état également propre à inspirer la pitié & l'effroi.

CET exemple ne suffit-il pas, pour détourner de cette manœuvre, les personnes qui, par une vanité déplacée, se font une gloire de prouver leurs forces par un moyen qui peut avoir des suites aussi funestes ?

PARMI les autres attitudes dans lesquelles l'homme & la femme s'unissent, il faut rejeter, si l'on ne veut s'opposer à la génération, celles qui pourroient éloigner l'une de l'autre, des parties qui ne peuvent être trop rapprochées. Ainsi, la femme, qui loin d'attendre voluptueusement entre les bras de fon mari les careffes dont il va la combler, s'élance au-deffus des plaifirs, en faififfant une place qui ne lui eft pas deftinée, trouble l'ordre naturel des chofes. La Volupté peut fourire en voyant cette métamorphofe ; l'Hymen n'aura pas à s'applaudir de la complaifance de l'homme qui laiffe ufurper fes fonctions

Les tentatives des époux facrifiant à l'amour dans l'attitude qui annonce l'indolence & le défœuvrement, ne font pas fouvent plus heureufes. O vous ! qui voulez rendre le jour témoin de vos plaifirs, quittez le fiége gênant qui, fans s'oppofer à vos careffes, les rendroit moins vives ! L'Amour fait un trône de tout ce qu'il rencontre, mais la gêne donne des entraves aux plaifirs : la poftérité a des droits fur eux que vous ne pouvez méconnoître, & c'eft oublier ces droits que de jouir infructueufement.

LA plupart des hommes n'ont rien qui les oblige à changer, dans leurs embraſſemens, la loi générale. Cette manière uniforme d'agir, dit aſſez qu'elle eſt la plus conforme au vœu de la Nature. (*a*) Si preſque tous les animaux multiplient leur eſpèce dans une poſture oppoſée, c'eſt que plus attachés au plaiſir *ſtrictement* dit, incapables de jouir autrement que par l'organe qui les lie entr'eux, l'imagination fait peu de choſe dans leurs jouiſſances.

BIEN différent des animaux, l'hom-

[*a*] On a prétendu que dans l'union des ſexes les Hottentots étoient obligés, de changer l'attitude générale, à cauſe d'une excroiſſance ſingulière qu'ont leurs femmes. Nous parlerons de cette difformité au Chapitre V. du ſecond volume de cet Ouvrage : nous pouvons dire ici que cette excroiſſance ne change en rien les loix de la Nature pour l'eſpèce humaine. On peut voir à ce ſujet les *Recherches Philoſophiques ſur les Américains*, par M. de P.*** IV.e partie, ſection IV.

me favoure fon bonheur par tous les
fens ; les pulfations de fon cœur
donnent le fignal du plaifir à toutes
les parties de fon corps ; fes baifers
pleins de feu appellent la volupté , il
la voit de fes yeux colorer de rofes
les lis de l'époufe qui palpite dans fes
bras..... Il jouit avant la jouiffance !....
Il fe livre enfin à toute l'étendue de
fes tranfports , lorfque l'Amour , en
fermant la paupière de celle qui les
excite , annonce qu'il va leur ouvrir
les fources du plaifir. Quelle fituation peut être préférable à celle qui
réunit tous les acceffoires de la vo-
volupté ? Je ne vois dans toutes celles
qu'invente la débauche , qu'une jouif-
fanc brutale , fatigante , dont la ftérilité eft peut-être le moindre inconvénient.

LES hommes qui veulent rendre féconds leurs embraffemens , (& pour-

roit-il s'en trouver qui ne le voulaſſent pas ?) ne doivent donc pas s'écarter, autant qu'il poſſible , de la loi générale. Je dis, autant qu'il eſt poſſible ; l'union d'une femme extrêmement délicate à un homme diſproportionné , exige des attentions auxquelles on ne peut ſe refuſer. La femme doit goûter le plaiſir ſans rien craindre , & les embraſſe-mens amoureux n'en ſeront pas moins vifs pour être donnés d'une manière moins directe.

LA ſtérilité , qui a pour cauſe le peu d'étendue de la partie qui diſtingue l'homme de la femme , diſparoît ſi , dans les approches , la femme ſe pré-ſente dans une autre attitude oppoſée à celle qui eſt généralement ſuivie. La matrice ſe trouve alors dans une ſitua-tion favorable à la conception , & la liqueur ſéminale ne rencontre pas d'obſ-tacles qui puiſſent l'empêcher de parvenir dans le champ qu'elle doit fertiliser. C'eſt encore par ce moyen qu'un époux peut jouir des droits du mariage, ſans craindre de bleſſer ou la mère ou l'enfant, lorſque la groſſeſſe s'oppoſe à la ſituation ordinaire. (*a*)

UNE cauſe de ſtérilité plus commune qu'on ne le croit ordinairement, eſt l'état du prépuce dans certains ſujets. Un homme vigoureux ſavoure le plaiſir en le faiſant partager à ſa femme, & ne peut réuſſir à la rendre fertile, parce que l'extrêmité de la verge (le gland) eſt recouverte par le prépuce. Cette incommodité, qui ſe nom-

(*a*) » En Amérique.... les peuples..... ne connoiſſoient jamais de femmes dont ils ſoupçonnoient la » groſſeſſe, & c'eſt là vraiſemblablement une des » raiſons pourquoi il y naiſſoit ſi peu d'enfans tortus » & contrefaits, dont la multiplication tient, plus » qu'on ne le penſe, à une incontinence brutale. » *Recherches Philoſophiques ſur les Américains*, I.re part.

ne *phimosis*, n'est pas toujours assez considérable pour exiger les secours de l'art ; mais elle l'est néanmoins assez pour s'opposer souvent à la génération. Un homme étoit marié depuis dix ans, sans avoir pu se procurer un successeur ; fatigué des plaisanteries continuelles qu'il essuyoit, il voulut sérieusement s'occuper du soin d'imposer silence à ses amis. Après quelques consultations, il vit que l'obstacle à la fécondité de son mariage seroit détruit moyennant quelques précautions qu'il pouvoit prendre facilement lorsqu'il embrasseroit sa femme. (On imagine assez ce qu'il faut faire dans une pareil cas.) Le prépuce ne couvroit pas le gland si étroitement, qu'il ne fût possible de mettre celui-ci à découvert. L'expédient réussit, & le titre de père le dédommagea amplement de la petite sujétion à laquelle il s'astreignit pendant qu'il partageoit les tranſports de ſon épouſe.

J'AI dit que cet obſtacle à la génération étoit plus commun qu'on ne le
croyoit, & les Chirurgiens pourroient
confirmer ce que j'avance, par beaucoup d'obſervations qui y ſont relatives,
& auxquelles on n'apporte pas ordinairement grande attention, parce que
la plupart des hommes ne ſont guère
inſtruits ſur ces objets.

IL ne faut pas décider, entre les
époux, les unions ſtériles, & ſe décou-
rager, parce que les parties qui agiſſent
dans ces unions ne paroiſſent pas avoir
les proportions, qu'on leur ſuppoſe néceſſaires, pour la génération. On verra
dans le volume ſuivant, en parlant des
parties qui diſtinguent les ſexes, que
la membrane que l'on nomme *hymen*,
& qui ſe rencontre très-rarement, eſt
quelquefois un oſtacle à la fécondité,

puisqu'elle l'est même à l'acte dont la génération résulte. Cet obstacle est levé par une opération chirurgicale, dont la pratique offre plusieurs exemples. (*a*) La petitesse de la partie distinctive de l'homme, n'est pas toujours un empêchement à la fécondité, puisque l'on a vu des sujets que des accidens avoient privé d'une partie de la verge, rendre néanmoins leur mariage fertile. Ces cas sont assez rares, mais il suffit que la chose soit arrivée pour que l'on soit en droit d'espérer qu'elle se puisse rencontrer encore (*b*)

[*a*] Voyez les chapitres V. & VII. du second volume.

(*b*) Pour ces incommodités, on ne peut guère donner que des préceptes généraux, ainsi que nous l'avons fait. C'est aux époux à réunir leurs efforts pour faire disparoitre les obstacles, & tout dépend de leur intelligence. Mais qu'ils se gardent sur-tout d'avoir recours aux moyens violens dont on a parlé au chapitre IV. & d'imiter les femmes Américaines qui, au rapport d'Améric Vespuce, faisoient enfler la

C'est pendant que les defirs n'aiguillonnent pas les époux, qu'ils doivent tenir confeil fur leur fituation, examiner les obftacles qui s'oppofent à leur bonheur, & conférer fur les mefures qu'il ont à prendre pour réuffir. Que dans les tranfports qui précèdent & accompagnent leurs careffes, ils ne perdent pas de vue ce que la génération exige pour avoir lieu, l'intromiffion de la partie qui diftingue l'homme, & enfuite le jailliffement de la liqueur prolifique. Qu'ils fe fouviennent furtout, que rien ne doit retarder ce jailliffement ni s'oppofer à ce que la liqueur pénètre jufques dans la matrice. Ces acceffoires voluptueux, ces plaifirs ménagés par l'art, en fatigant les

membre génital de leurs maris en y appliquant des animaux venimeux qui, par leurs piquures, excitoient à la partie une extumefcence monftrueufe fuivie des accidens les plus graves.

organes, leur font perdre de leur élasticité. L'homme peut bien effleurer la jouiſſance pour établir l'harmonie qui doit y régner, mais que la femme ne cherche pas à augmenter trop la ſoif qui le dévore avant que de l'appaiſer. Des deſirs trop long-temps combattus, ſuit une jouiſſance preſque *ſpirituelle*, où l'imagination a beaucoup plus de part que les ſens ; & comme ce n'eſt pas la première qui fertiliſe l'accouplement, on ne doit pas s'étonner ſi les tranſports langoureux des amans ſont volontiers ſtériles.

ON a vu juſqu'ici, que les cauſes de l'infertilité du mariage, ſont ſouvent de nature à être anéanties ; il en eſt d'autres, d'autant plus rebelles, qu'elles ont leur ſiége dans la maſſe des humeurs : comme lorſqu'ils s'agit d'un vice particulier qui les dénature, les corrompt & les infecte. (*a*) Ces maladies font du reffort de la Médecine, & je crois qu'elle doit plutôt donner fes foins à la maladie effentielle, qu'à la curation de la ftérilité, qui feroit impoffible, & qui, d'ailleurs, ceffera dès que la caufe principale ne fubfiftera plus.

LE trop d'embonpoint s'oppofe à la fécondité : la graiffe dans les perfonnes qui ont la fibre lâche, fupplée à la liqueur prolifique, qui demeure fans action, faute d'être préparée par des organes folides. Il s'agit dans cette circonftance de fuivre un régime capa-

____

(*a*) Les accidens qui accompagnent les maux vénériens peuvent quelquefois rendre inhabile à la génération ; la gonorrhée, les fleurs blanches, les maladies qui attaquent les parties de l'un & de l'autre fexe, & qui font les fymptômes du vice vénérien, produifent quelquefois cet effet, auffi-bien que le vice écrouelleux, fcorbutique, &c.

ble de donner du reſſort aux parties. Il eſt d'autant mieux indiqué, que les perſonnes très-graſſes ſont extrêmement délicates, molles, & ne pouvant ſupporter aucune fatigue. J'ai vu des femmes qui ont été guéries de la ſtérilité en faiſant ſeulement beaucoup d'exercice. Elles ſouffroient au commencement, mais peu à peu elles acquerroient une conſtitution robuſte, ſi néceſſaire lorſqu'on veut remplir les droits ſacrés de la Nature..... Combien d'enfans doivent leur naiſſance aux ſages conſeils du célèbre Tronchin ! On combat encore le trop d'embonpoint en dormant peu, faiſant quelquefois uſage d'alimens capables d'échauffer, de vin pur, de liqueurs ſpiritueuſes, mais avec modération ; car une des principales cauſes de la ſtérilité, eſt l'abus que l'on fait des liqueurs fortes ; il eſt à craindre, ſi l'on n'y remédie, que les effets n'en deviennent plus sensibles. (*a*)

LES personnes stériles par le trop d'embonpoint, ne doivent être saignées que pour des nécessités indispensables; (& c'est toujours à un Médecin qu'il faut avoir recours pour en constater la nécessité) les purgations réitérées, & l'usage des eaux ferrugineuses sont ici très-indiquées; mais, comme on l'a dit plus haut, c'est l'exercice & la dissipation qui doivent concourir avec le plus d'activité à la cure de cette maladie.

APRÈS les purgations & l'usage des eaux ferrugineuses, parmi lesquelles on donne la préférence à celles de

[*a*] Hippocrate conseille à ceux qui veulent avoir des enfans, de ne point s'énivrer, de ne point boire de vin blanc, à moins qu'il ne soit naturel & fort. On sait que l'usage de ces boissons ne rend pas toujours impuissant, mais ne cause-t-il pas assez de désordre s'il répand la stérilité sur les mariages ?

Paſſy & de Forges, on prendra le remède ſuivant.

> **Prenez** *une once de moëlle de Bœuf,*
> *Deux jaunes d'œufs frais ;*
> battez le tout enſemble , & ajoutez-y
> *Quatre grains d'Ambre-gris*
> *Une pincée de Gingembre.*

Mettez tout dans une aſſiette , ſur un ré-
chaud , & faites-le cuire en conſiſtance
d'omelette.

On la mange toute entière le matin
à jeun , & l'on boit un verre de vin
d'Eſpagne ou de Canarie pardeſſus ; il
faut continuer pendant huit jours , à
moins que l'on ne ſe ſente trop échauffé ;
car , comme on l'a dit ailleurs , tout
ce qui force la Nature , doit être employé avec précaution.

Dans la première édition de cet
Ouvrage , j'ai relevé une faute qui s'étoit
gliſſé dans le *Dictionnaire de Santé* , &
qui m'a paru conſidérable. On y trouve

la recette, ci-deſſus indiquée, dans laquelle on fait entrer *deux gros d'ambre-gris*, (144 grains) (a) tandis qu'il s'en faut de beaucoup que l'on oſe porter auſſi loin la quantité d'ambre que l'on ordonne en Médecine. J'ai fait voir ce qui pouvoit réſulter des fautes de cette nature pour les hommes qui, ſans avoir les connoiſſances requiſes, font uſage de toutes les recettes qu'ils rencontrent, ou pour eux, ou pour les autres. En effet, celui qui emploie l'ambre-gris, d'après un livre accrédité, & jouiſſant d'une réputation qu'il mérite à tant d'égards, n'eſt pas obligé de ſavoir les doſes auxquelles ont été reſtreintes les ſubſtances qu'il emploie, Il peut ignorer que M. Lemeri fixe la doſe d'ambre que l'on peut donner

ner

(a) Voyez le *Dictionnaire de Santé*, III.e édition, à l'article STÉRILITÉ.

ner à quatre grains au plus ; [*a*] & que
fi quelques Médecins ont cru devoir
augmenter cette dofe , c'eft que les
circonftances l'exigeoient , & qu'ils
étoient à portée de réprimer les effets
trop actifs de l'ambre, s'il eut été néceffaire. [*b*] Les Orientaux qui font
habitués à prendre l'ambre gris , &
qui l'emploient avec d'autant plus d'ardeur , qu'ils fe perfuadent que cette
fubftance retarde fingulièrement la
mort , ne fe permettent jamais d'en
prendre au delà de fept à huit grains
tout au plus. (*c*) Dans le *Dictionnaire*

[*a*] Voyez *la Chymie* de l'Emeri, I.re part. chap.
XXII , & le *Traité des Drogues* du même Auteur ,
au mot, AMBRA.

(*b*) Voyez la *Matière Médicale* de M. Geoffroy,
&c. le *Manuel du Chirurgien* , où dans la Pharmacie Chirurgicale qui fe trouve à la fin du I.er vol.
la dofe d'ambre pour les adultes eft reftreinte à
trois grains.

[*c*] Voyez le *Dictionnaire de Médecine* au mot
AMBRA.

I. Partie.   S

d'Histoire Naturelle, par M. Bomare, on lit ; qu'à l'égard de l'ambre, on peut le faire prendre intérieurement depuis un demi grain jusqu'à dix ou douze, ou même davantage : *car sur les doses, il n'y a en quelque sorte aucune règle pour ces sortes de remèdes & de maladies.* (a) M. Macquer dans son *Dictionnaire de Chymie*, s'est servi des mêmes expressions, & c'est de là que M. Bomare a tiré ce qu'il avoit à dire sur les vertus de l'ambre. En lisant ce qui précède, on verra qu'il ne s'agit pas dans ce passage des vertus aphrodisiaques de l'ambre : » on lui attribue » aussi, dit M. Macquer, la propriété » d'exciter à l'acte vénérien. Mais la » vertu la plus essentielle, est d'être » antispasmodique & calmant.... de

(a) Ce passage ne se trouve que dans la II.e édition du *Dictionnaire d'Histoire Naturelle*, au mot Ambre.

» pouvoir procurer du foulagement
» dans certaines affections *hyſtériques*,
» *vaporeuſes*, *convulſives*, & autres
» *maladies du genre nerveux*: on peut
» le faire prendre intérieurement de-
» puis un demi grain.... » &c. [a] C'eſt
donc dans ces maladies, où un Médecin peut paſſer les doſes ordinaires ;
mais il n'y a qu'un Médecin qui le
puiſſe faire, & il faut des circonſtances
qui l'exigent abſolument. On peut ſe
rappeller ce que nous avons dit, d'après
M. de Sauvages, ſur l'action des médicamens en parlant de l'opium, & en
ſe convaincra que telle ſubſtance donnée
heureuſement à tel homme, aura des
ſuites funeſtes adminiſtrée à un autre,
ou même au premier, ſi les circonſtances ne ſont plus les mêmes. J'ai cru
devoir m'arrêter un peu ſur cet objet,

[a] *Dictionnaire de Chymie*, au mot AMBRE.

parce que quelques personnes croient que l'usage de l'ambre, même à une dose excessive, est indifférent pour la santé. Attachons-nous, autant qu'il est possible, à détruire les préjugés que nous rencontrons; il n'en restera encore que trop parmi les hommes.

Les bains, dont j'ai déjà parlé au Chapitre de l'Impuissance, concourent encore à bannir la stérilité dans les personnes trop grasses, & qui par cela même sont d'une délicatesse extrême. Ils suppléent au défaut d'exercice dans quelques climats.

Les femmes Turques sont presque toujours dans l'inaction, & elles doivent leur fécondité à l'usage des bains, qui est un spécifique contre les vapeurs & la plupart des accidens spasmodiques, dont devroient être attaquées des femmes presque toujours couchées sur leur fopha. Si elles paffent quinze jours fans prendre le bain, la tête leur fait mal, & tout leur corps fouffre un malaife ; avant-coureurs des incommodités qui affiégent les femmes inactives.

IL réfulte auffi des inconveniens de l'ufage du bain, même dans l'Orient, mais ils feroient faciles à éviter fi la fuperftition ne s'y oppofoit. Leur fréquence eft exceffive : tout bon mufulman qui a couché avec fa femme, eft obligé de fe purifier dans le bain ; un Turc qui n'eft pas marié doit aller au bain, fi pendant la nuit il a été favorifé par un fonge voluptueux ; les femmes de leur côté font obligées d'aller au bain pour les mêmes caufes & fous la même obligation. [a] Elles font dif-

(a) Ce ne font là qu'une partie des motifs qui obligent les Turcs à aller au bain, qu'ils recommencent même à prendre s'ils ont entendu le cri d'un cochon, fi un chien s'eft approché d'eux pen-

penſées de ſe trouver à la moſquée dans le temps des prières ; mais le bain eſt un devoir eſſentiel, preſcrit par leur religion, & auquel il eſt impoſſible de ſe ſouſtraire. [a]

LES mauvais effets que produiſent les bains dépendent encore de la qualité de l'eau, & du temps qu'on y reſte. (b) Si l'eau eſt chaude, elle occaſione des ſyncopes, des vomiſſemens, des vertiges, des cardialgies, &c. D'ailleurs, les femmes Turques reſtent long-temps dans le bain, elles ſont obligées d'y faire leur toilette ; on les y peigne, on les lave à pluſieurs repriſes, & l'on y treſſe artiſtement leurs cheveux. Indépendamment du temps

dant le bain, &c. &c. Voyez le *Dictionnaire Encyclopédique*, au mot ABLUTION.

(a) Il n'y a pas de Village Turc avec une petite moſquée, qui n'ait auſſi un bain public.

[b] Voyez les *Obſervations ſur les Turcs*, par M. Porter, II.e part. chap. XIII.

cela demande , les femmes font baigner avec elles leurs enfans , à qui elles font la même cérémonie. Les hommes, qui ne font qu'entrer dans le bain, s'y laver & en fortir enfuite, fe reffentent de fes bons effets , fans y être expofés, comme les femmes , aux accidens dont j'ai parlé. (*a*)

IL feroit facile de tirer parti des bains dans notre climat, en obfervant

----

(*a*) Les Turcs ne font pas les feuls qui fe fervent fréquemment des bains à Conftantinople ; les Grecs, les Arméniens, les Juifs s'en fervent auffi. Leurs femmes , de même que celles des Turcs , ne font treffer leurs cheveux que dans les bains. Les Arméniennes , qui ne changent pas fouvent de linge , font obligées de fe laver plus fouvent que les femmes Turques. On trouve dans une *Differtation fur les Bains Orientaux*, par M. Ant. Timony , Médecin à Conftantinople , inferrée dans l'Ouvrage de M. Clerc , les détails les plus curieux & en même temps les plus utiles , fur les avantages & les inconvéniens qui réfultent de l'ufage des bains dans l'Orient. Voyez l'*Hiftoire Naturelle de l'Homme, confidéré dans l'état de Maladie*, tom. II.

d'écarter ce qui peut les rendre dangereux. Il faudroit sur-tout ne pas imiter la conduite des Seigneurs Russes, qui après avoir fait usage du bain, & celui-ci est une fournaise qu'on nomme bain de vapeurs, (a) vont se reposer dans leurs lits & prennent les cordiaux les plus forts. C'est détruire en un instant les bons effets du remède que l'on vient d'employer ; c'est faire éclorre

---

(a) Ces bains se prennent dans une chambre assez petite, dont le plafond est peu élevé ; elle contient un ou plusieurs fourneaux de briques, dont on pousse le feu jusqu'à ce que la pierre large & inclinée qui est à leur sommet, soit brûlante. Quand ceux & celles qui veulent prendre le bain de vapeurs, sont dépouillés de leurs habits, on répand sur cette pierre de l'eau chaude ou froide qui s'élève en vapeurs, & se disperse sur les corps nuds. L'atmosphère de la chambre dans ce moment, est semblable à celui d'un four ou d'une raffinerie. Plusieurs Français, qui ont voulu essayer ce bain en Russie, m'ont assuré qu'ils n'avoient pu y rester une minute. Voyez ce que rapporte à ce sujet M. l'Abbé Chappe d'Autroche dans son *Voyage en Sibérie*, tom. I.er part. I.re

le germe de plusieurs maladies dangereuses, ou du moins s'exposer à passer ses jours dans un état de langueur qui rend incapable de tout.

CE que j'avance ici, n'est point étranger à mon objet. Lorsque des philosophes célibataires se sont écriés, *Pères & mères, plongez vos enfans dans le Styx !* On a admiré leurs déclamations, mais on a toujours suivi l'ancienne méthode d'élever ses enfans. Lorsque d'habiles Médecins sont venus, accompagnés du raisonnement & de l'expérience, à l'appui des philosophes ; lorsque les Tissots ont donné des faits, & qu'ils ont dit, accoutumez *peu à peu* vos enfans aux bains froids, beaucoup de personnes ont senti l'importance de cette méthode de fortifier les hommes, & on a commencé à la mettre en usage. Mais qu'est-il arrivé ? Des enfans que l'on destinoit

à être plongé dans l'eau froide, une
partie le furent dans l'eau chaude ;
[& c'est par l'eau tiède que l'on devoit commencer.] On craignit ensuite
l'impréssion trop vive d'une liqueur
froide fur le corps d'un enfant chéri,
on continua les bains chauds ; & j'ai
vu des enfans qui, grace à la tendresse
extrême de leurs parens, ne feront jamais que des hommes foibles & maladifs, si les infirmités dont ils font déjà
attaqués leur laissent parcourir la durée
ordinaire de la vie humaine. [a]

____

(a) Il faut consulter, fur la manière de faire prendre les bains aux enfans, les préceptes que donne
M. Tissot, dans fon excellent Ouvrage, *Avis au
Peuple fur fa fanté.* Vol. II. chap. XXVII. La *Differtation* de M. Ballexferd *fur l'Education phyfique
des Enfans,* I.re époque. On trouve dans cette Differtation, les raifonnemens les plus fenfés fur les
bains adminiftrés aux enfans : l'Auteur y balance les
avantages & les défavantages qui en peuvent réfulter, felon le climat, les mœurs, & la conftitution
des individus.

LES personnes foibles, qui pour combattre la stérilité, auroient recours aux bains chauds, tomberoient dans le même inconvénient; sur-tout, si comme les Seigneurs Russes, ils ne s'attachoient pas à rétablir après avoir pris le bain, le ton, le ressort des fibres. La force des porte-faix de Constantinople [on en raconte des prodiges,] s'acquiert & se soutient par l'exercice que ces hommes sont obligés de faire. Ils seroient bien éloignés de cet état, & jamais leurs fibres ne reprendroient le degré de force qui leur est nécessaire, si au moment qu'ils sortent du bain, ils se livroient à la mollesse & à l'oisiveté. En Russie, les hommes du peuple qui se conduisent, à bien des égards, avec plus de prudence que les gens du monde, mangent de la neige ou de la glace étant dans le bain, tandis que leurs corps ruissellent

de fueur , & la fueur n'en devient
que plus copieufe. » Quand le *mou-*
» *gik* , (*a*) dit M. Clerc , a fué
» à fa volonté, il fort du bain tout
» nud , le corps fumant , & rouge
» comme une écreviffe cuite , & va fe
» jeter dans la rivière qui eft toujours
» à la proximité du bain. Si les glaces
» de l'hiver s'y oppofent, il fe con-
» tente de s'arrofer de la tête aux
» pieds, à plufieurs reprifes , avec de
» l'eau qu'il puife dans des trous faits
» exprès ; après cette cérémonie, il
» endoffe un habit de peau de mou-
» ton , & va boire un gobelet ou deux
» d'efprit de grain très-fort : s'il n'eft
» pas en état de s'en procurer, il boit
» d'une forte bière..... Ce bain rend
» le *mougik* gai , alerte , & tout prêt
» à s'acquitter des plus rudes travaux...

____

(*a*) C'eft le nom générique qui défigne en Ruffie,
le fujet, l'efclave.

» C'est ainsi qu'on trempe l'acier. [a]
» Les hommes du peuple, dit encore
» M. l'Abbé Chappe, sortent tout en
» sueur des bains, & vont se rouler
» dans la neige par les froids les plus
» vigoureux, éprouvant, presque dans
» le même instant, une chaleur de
» 50 à 60 degrès, & un froid de plus
» de 20 degrès sans qu'il leur arrive
» aucun accident. [b]

IL résulte de cette manière d'agir, que les hommes & les femmes du peuple, se préservent & se guérissent souvent d'un grand nombre de maladies, par l'usage des bains de vapeurs suivis de l'immersion dans l'eau froide; tandis que le beau monde (on a vu plus haut comment il se conduit en sortant du bain) se procure des fluxions,

---

(a) *Histoire Naturelle de l'Homme, considéré dans l'état de maladie,* tom. II.

(b) *Voyage en Sibérie,* loco citato.

des maux de gorge, des rhumes opiniâtres, des catarres qui dégénèrent souvent en afthme, ou qui se terminent par la phthisie, le relâchement, la molleffe des chairs, un gros embonpoint qui caufe si facilement la stérilité. Rien de plus commun, que de voir les Dames Ruffes avec la tête, le visage ou le cou, enveloppés d'un mouchoir, & de leur entendre dire que leurs indifpofitions viennent d'un refroidiffement.

» IL eft bon que vous fachiez, dit
» M. le Comte Algarotti, que la cou-
» tume du pays, [en Ruffie] eft de
» jeter les enfans d'un four, où on les
» tient un certain temps, dans l'eau
» froide & dans la glace. C'eft ainfi
» qu'on les endurcit au chaud & à la
» gelée, & qu'on les rend plus invul-
» nérables aux coups des faifons,
» qu'Achille à ceux des lances & des

» flèches..... Cependant chaque fan-
» tassin, outre ses armes, porte tou-
» jours un manteau ; au besoin il le dé-
» plie & s'enveloppe dedans ; il dort
» sur la neige comme dans le meilleur
» lit.... La nourriture du soldat est
» très frugale.... Quand il est campé,
» on lui donne de la farine ; il creuse
» des fours en terre & y cuit son pain.
» Quand on veut le régaler, on lui
» donne une espèce de biscuit très-dur,
» qu'il concasse, & fait bouillir avec
» du sel & des herbes qu'il trouve par-
» tout. La plus grande partie du temps,
» il fait abstinence, &c. &c. [a]

LES Russes devroient donc être regardés, eu égard à ce que l'on vient
d'exposer, comme un peuple où ré-
side la force la plus énergique ; mais,

―――――――

(a) *Lettres sur la Russie*, contenant l'état du Commerce, de la Marine, des revenus, des forces de cet
Empire.

ainſi que chez tant d'autres Nations, il
ſe trouve dans leurs mœurs , des vices
qui s'élèvent continuellement contre
la population. Dans la ſuite de cet
Ouvrage nous aurons occaſion de parler de quelques uns des abus , des préjugés , que M. l'Abbé Chappe a obſervé durant ſon voyage en Sibérie ,
& qui s'oppoſent , avec force , à la
perfection de l'eſpèce humaine , chez
un peuple que le climat & une partie
de l'éducation phyſique concourrent
à rendre robuſte & infatigable.

TOUT ce qui tend à rendre le corps
robuſte dans un âge encore tendre ,
fait dans l'âge mûr des athlètes vigoureux ; & des hommes ainſi conſtitués ,
doivent être auſſi excellens dans l'art
de peupler le monde, que dans l'affreux
métier de le détruire. Il n'y a pas d'apparence que dans notre climat, il ſoit

jamais nécessaire d'endurcir les hommes, à peu près comme on trempe l'acier, par les moyens qu'emploient les Russes ; mais en modérant les expédiens, en les assortissant à notre constitution actuelle, ne pourroit-on parvenir à la remonter peu à peu ? (a)

(a) C'est par l'éducation physique qu'il faut commencer, & les livres excellens, donnés sur cet objet, annoncent qu'il est devenu capital depuis quelques années. On peut citer parmi ces Ouvrages utiles, *l'Education des enfans*, de Locke, dans lequel on a puisé des préceptes excellens pour des traités d'éducation qui ont paru depuis. Le Chapitre de *l'Institution des Enfans*, dans les *Essais de* Montagne : c'est encore une source où l'on a puisé des connoissances utiles. Tout le monde connoît l'Ouvrage du Citoyen de Genève qui a aussi l'éducation pour objet. La *Dissertation de M.* Ballexserd. Les Commentaires de M. Van-Svieten, sur les aphorismes de Boerhaave, qui traitent avec tant de sagacité les maladies des enfans & la manière de les conduire dans les premiers temps de leur vie. *L'Essai sur la manière de perfectionner l'Espèce Humaine*, par M. Vandermonde. *Le Traité de l'éducation médecinale des enfans en bas âge*, par M. des Essarts, &c. &c.

Du moins, il faudra des accidens extra-ordinaires, pour jeter la stérilité sur des individus, qui dès leur naissance auront été élevés de manière à pouvoir compter sur leurs forces. C'est en les exerçant & en les accoutumant à tout, qu'on parviendra à les rendre vigoureux.

Les Anglais formeroient une Nation, incomparablement plus forte que la nôtre, si l'éducation agreste qu'ils donnent à leurs enfans, n'étoit en quelque sorte perdue pour la plupart, lorsque, maîtres de leurs actions, ils se livrent à notre exemple à toute la dissipation vers laquelle la jeunesse se porte avec tant de facilité. L'ingénieux Auteur de la *Lettre sur les Patagons*, nous donne un exemple frappant de l'uʼage où sont les Anglais de fortifier le corps des hommes, tandis qu'il en est encore temps. Dans l'idée que notre

écrivain se fait des Patagons , toute leur éducation est une gymnastique continuelle. » Docteur , dit-il , à M.
» Matti , auroit-on résolu en Angle-
» terre d'être Patagons en quelque
» chose ? Vous plongez vos enfans
» dans la Tamise.... Il y a bien pis :
» je me rappelle que dans mon voyage
» d'Italie , je rencontrai à Gênes votre
» chef d'escadre , M. Harisson ; il eut
» la politesse de m'inviter à voir son
» escadre.... Au milieu de nos propos
» dans la chambre du conseil , entrè-
» rent deux enfans avec le tablier de
» fatigue , couverts de sueurs & de gou-
» dron , vrais mousses ; ils venoient
» saluer le Commandant , & ce fut
» avec un air de confiance & presque
» de familiarité. Qui sont ces élèves ,
» lui dis-je ?.... *L'un est le neveu de*
» *l'Amiral* Hervey *& de Milord* Bristol ,
» *l'autre m'appartient....* Et quel sera

» leur premier grade ? *Matelot, & ainsi*
» *de suite, jusqu'à ce qu'ils arrivent au*
» *commandement.* Ils nous quittèrent
» pour grimper aux mats. (*a*)

INDÉPENDAMMENT des progrès
que doivent faire des hommes ainsi
élevés, on peut dire que s'ils conser-
vent ce précieux germe de force &
d'agilité, introduit en eux à l'âge où
les facultés corporelles demandent à
se développer, ils seront utiles à leur
patrie à plusieurs égards. On auroit
à la vérité lieu de craindre que des
jeunes gens dont on a fortifié les organes par beaucoup d'exercice, ne soient
portés avant l'âge nécessaire vers les
plaisirs de l'amour : mais l'exemple des

----

[a] *Lettre au Docteur* Matty, *Secrétaire de la So-*
ciété Royale de Londres, sur les géans Patagons.
Cette brochure, qui est une critique de nos mœurs,
offre des vues utiles, & dont on pourroit tirer parti
jusqu'à un certain point, pour fortifier le corps des
jeunes gens.

habitans de la campagne doit nous raf-
furer. Avec toutes les qualités requifes
pour prouver leur vigueur, ils font plus
réfervés, ils domtent avec plus d'empire, les paffions violentes que nos
jeunes gens inactifs, moins affectés de
l'amour par les fens que par l'imagination. *Je veux qu'en la debauche même,*
dit Montagne, en parlant d'un jeune
homme, *il furpaffe en vigueur & en
fermeté fes compagnons, & qu'il ne laiffe
à faire le mal, ni à faute de force ni
de fcience, mais à faute de volonté.* (a)
S'il eft néceffaire d'arrêter l'explofion
des feux de l'amour, c'eft en démon-
trant les fuites funeftes qu'elle doit
avoir dans un âge trop tendre, ainfi
que je l'ai dit ailleurs. Les anciens
athlètes s'abftenoient de la compagnie
des femmes, afin d'être plus forts &

(a) Liv. I. Chap. XXV. *L'inftitution des enfans.*]

plus vaillans dans les jeux olympiques & dans les gymnases. *Les anciens Gaulois*, dit encore Montagne, *estimoient à extrême reproche d'avoir eu accointance de femme avant l'âge de vingt ans, & recommandoient singulièrement aux hommes qui se vouloient dresser pour la guerre, de conserver bien avant leur pucelage, d'autant que les courages s'amollissent & divertissent par l'accouplage des femmes.*

AUSSI ces hommes formèrent-ils une Nation courageuse à laquelle rien n'auroit résisté, s'ils n'avoient peu à peu dégénéré, en se livrant à la débauche excessive qu'enfante le luxe ; & d'où naissent les maladies & les infirmités qui affoiblissent les empires, en affectant les individus qui les composent. Les anciens historiens nous peignent les Gaulois comme des hommes formidables en ce qu'ils ne crai-

gnoient rien , *estimans que fuir étoit
chose si honteuse , que mesmes ils ne
s'enfuyoient pas des maisons qui s'écrou-
loient.* (*a*)

IL a donc été possible de donner
aux jeunes gens une vigueur peu commune & d'en suspendre les effets , relativement aux plaisirs , pendant quelque temps. Quels avantages n'en re-
vient-il pas à la Nation , lorsque ces
hommes étant *achevés* , ils dirigent leur
force vers l'amour , avec toute l'énergie d'un tempérament robuste ! (*b*)

ON observe encore une cause de

[*a*] *Mémoires des Gaules* , &c. par Scipion Dupleix.
Liv. I. Chap. IX.

[*b*] Les Loix Gauloises avoient porté l'attention
jusqu'à condamner à l'amende , un jeune homme
duquel la ceinture auroit excédé une certaine mesure , pour être devenu trop gros, *ce qui est,* dit
l'historien que j'ai cité dans la note précédente ,
une marque ordinaire d'oisiveté & de fainardise.

ftérilité qui tient moins à l'homme &
à la femme qu'au local qui les envi-
ronne. Dans le fameux traité de *l'Air
& des Eaux*, (*a*) Hippocrate a déve-
loppé d'une manière admirable, les
influences de ces élémens, fur tout ce
qui fe paffe dans l'économie animale;
& d'après les obfervations de ce grand
homme, on peut rendre raifon de la
ftérilité ou de la fertilité d'un pays
par rapport à fa fituation.

LES préceptes donnés par le père de
la Médecine, à ceux qui fe deftinent
à cette fcience, devroient être fu de
tous les hommes qui chériffent la fanté.
Ce feroit m'écarter du plan de mon
Ouvrage,

[*a*] *Dict. de Méd.* art. AER. On retrouve encore
ce morceau précieux dans l'*Hiftoire Naturelle de
l'homme malade*, tom. II. IV.e part. & c'eft une
obligation que doivent avoir à l'Auteur, les perfonnes qui ne peuvent fe procurer un Ouvrage auffi
confidérable qu'eft le *Dictionnaire de Médecine*,

Ouvrage, que d'extraire de l'article important dont je parle, tout ce qui pourroit avoir un rapport, plus ou moins éloigné, à mon objet ; il est néanmoins quelques observations essentielles, que je vais offrir rapidement à mes lecteurs. Hippocrate considère les Nations entières dans ses observations, mais on doit les rapprocher plus particulièrement des individus ; & alors elles deviennent utiles pour la plupart, en les appliquant à l'objet que je traite.

APRÈS les connoissances préliminaires sur le climat, Hippocrate veut que le Médecin qui se destine à y exercer son art, s'occupe de la manière de vivre des habitans ; il observera, dit-il, s'ils sont grands buveurs & grands mangeurs, ou s'ils boivent peu, quoique d'ailleurs ils mangent beaucoup ; s'ils sont paresseux & enne-

I. Partie. T

mis du travail, ou bien s'ils aiment l'occupation & l'exercice ; c'est de là qu'il doit tirer ses inductions sur-tout ce qui se présente.

D'APRÈS ce que j'ai dit plus haut, il est aisé de sentir que dans un mariage, la stérilité qui aura pour cause l'inaction des deux individus, ou des excès dans les alimens, qui dérangent continuellement les fonctions, sera guérie par les moyens que j'ai indiqué, après qu'on en aura reconnu la cause ; ce qui sera facile, pour peu que l'on s'examine en suivant les observations d'Hippocrate.

TOUTE Ville exposée aux vents chauds, c'est-à-dire, aux vents qui s'élèvent entre le levant & le couchant d'hiver, & qui est à couvert des vents du nord, est abondante en eaux ; mais ces eaux sont impures & pesantes.

CETTE obſervation d'Hippocrate ſe
confirme très-ſouvent. Des perſonnes
obligées de s'éloigner pour quelque
temps du lieu qu'elles habitoient, &
où elles faiſoient uſage des eaux dont
parle notre immortel obſervateur, ſont
devenues fécondes dès qu'elles en ont
ceſſé l'uſage.

LES Villes qui ont une mauvaiſe
expoſition, & qui ont volontiers des
eaux marécageuſes ou des eaux de lacs,
ſont expoſées à des variétés continuelles. Si l'été y eſt ſec, les maladies y
ſont courtes ; ſi l'hiver eſt froid, les
hommes y ont la tête fort humide &
pleine de pituite....... *Ces hommes ont
peu de force & de vigueur* ; ils ne digèrent qu'avec peine..... Le moindre
excès les incommode.... Les femmes
y ſont mal-ſaines & ſujettes aux fluxions. *Il y en a beaucoup que la mala-*

die , & non pas la Nature , rend stéri-
les , ou fait avorter. Les enfans y ont
des asthmes & tombent dans de fréquentes convulsions...... Quand les
hommes ont passé cinquante ans , ils
deviennent paralytiques , si le soleil
leur donne tout d'un coup sur la tête,
ou qu'ils y aient souffert un trop grand
froid

EN indiquant ainsi le mal , Hippocrate indique en même temps comment on peut le prévenir. En effet ,
les variations continuelles de l'athmosphère influeront peu sur les corps , si
on y a habitué ceux-ci ; les hommes
n'auront rien à craindre des excès , s'ils
n'en font aucun ; en évitant les maladies on évitera la stérilité , puisque
celle-ci en est la suite , &c.

QUANT aux Villes qui , à couvert
des vents chauds , reçoivent les vents
froids entre le couchant & le levant

d'été, les eaux y sont froides, & les hommes communément grands & secs..... Ils mangent plus qu'ils ne boivent, ont la tête saine & forte, & la plupart sont sujets à des ruptures de vaisseaux. Ils ont en été, jusqu'à l'âge de trente ans, de grands & fréquens saignemens de nez, & vivent néanmoins plus long-temps que les autres. La dureté des eaux, leur crudité, leur froideur, *rendent beaucoup de femmes stériles*, suppriment leurs règles, ou du moins les dérangent considérablement. On attribue encore à ces eaux les difficultés de l'accouchement, & celles que les femmes éprouvent lorsqu'elles veulent nourrir leurs enfans ; la crudité & la dureté des eaux détruisant le lait. L'enfance dans ces Villes dure plus long-temps qu'ailleurs, & la puberté y est plus tardive.

Les Villes qui sont tournées au le-

vant, font fans comparaifon plus faines
que celles qui font au nord & que celles
qui font tournées aux vents chauds ;
quand il n'y auroit qu'une ftade de
différence. Les eaux qui y reçoivent les
rayons du foleil levant, ne fauroient
être que très-claires, très-légères &
d'une faveur agréable. Les premiers
rayons du foleil les purifient, & l'air
retient long-temps les impreffions du
matin : les hommes y ont le teint fort
bon & fleuri, la voix claire & nette,
les paffions affez modérées, *ce qui eft
un grand point pour la fécondité ; auffi
les femmes y font-elles fécondes*, & elles
accouchent facilement.

MAIS les Villes qui regardent le
couchant, de manière qu'elles foient
à couvert des vents du levant, & ne
reçoivent que les vents chauds ou les
vents du nord ; ces Villes, dit Hippocrate, font néceffairement mal-

saines : les eaux n'y sont pas claires, le soleil n'agit sur elles que lorsqu'il est déjà fort haut. Tous les matins, pendant l'été, il souffle des vents froids, & il tombe de la rosée ; le reste de la journée le *soleil brûle & dessèche les hommes*, c'est pourquoi *ils n'ont ni force ni couleur*, & font sujets à une infinité de maladies. Ils ont de plus la voix rude & enrouée, à cause de la grossièreté & de l'impureté de l'air, qui ne peut être purgé par les vents secs du nord, qui n'y sont pas de longue durée ; & parce que ceux qui y souflent sont très-humides & très-pluvieux. Les vents du couchant ressemblent parfaitement à ceux de l'automne ; & la situation de ces Villes, leur donne une température à peu près pareille à celle de cette saison, à cause du changement qui y arrive dans un même jour ; le matin & le soir y sont

d'une température entièrement opposée.

RIEN ne démontre mieux les effets
salutaires qui doivent résulter de la situation favorable d'un pays, que la
longevité des habitans du *Petit-Clery*
en Clermontois. Quoique ce Village
ne consiste qu'en 25 feux, il s'y trouvoit à la fin de l'année 1768, douze
personnes en très - bonne santé qui
avoient entr'elles 993 ans 2 mois. (a)
Il est étonnant qu'il se trouve dans un
aussi petit Village, un aussi grand
nombre de personnes d'un âge avancé;
il faut attribuer ce bonheur à sa position. Il est près de la Meuse sur une
petite montagne, à l'aspect du nord,
& au pied de laquelle est une petite

______

[a Journ. Encyclop. Décembre 1768. Ces douze
personnes sont trois hommes & neuf femmes ou
filles.

prairie , environnée de belles plaines , & éloignée des bois.

Ce qu'Hippocrate a dit des eaux jufqu'à préfent , s'eft trouvé lié avec fes obfervations fur la fituation & la température des Villes. Il revient enfuite au premier objet , qu'il n'a fait qu'indiquer. Il examine quels biens & quels maux doivent réfulter de l'ufage des eaux , relativement à leurs propriétés.

Les eaux des marais , celles des lacs , & en général toutes les eaux croupiffantes , doivent être néceffairement chaudes en été , épaiffes & de mauvaife odeur , parce qu'elles ne coulent point , qu'elles reçoivent toujours l'égoût des canaux , & qu'elles font brûlées par le foleil. En hiver, elles feront froides , glacées & troubles , lourdes & groffières. Ceux qui boivent habituellement de ces eaux, font la proie d'une infinité de maladies. Elles caufent des obftructions aux principaux vifcères, elles décharnent le vifage & amaigriffent tout le corps. *Les femmes qui en font ufage conçoivent avec peine, accouchent difficilement* : elles mettent au monde des enfans fort gros, bour-fouflés, mais qui dans la fuite tombent en confomption, & font toujours mal-fains & fujets à plufieurs accidens. *Souvent il arrive auffi que les femmes croient être groffes, & quand le terme eft venu, cette groffeffe s'évanouit.*

LES plus mauvaifes eaux après les précédentes, font celles qui coulent des rochers, car elles font dures ; & celles qui viennent des lieux où il y a des eaux chaudes, & où il naît du fer, du cuivre, de l'argent, de l'or, du foufre, du vitriol, du bitume ou du falpètre ; ces eaux paffent avec peine,

& empêchent le ventre de faire ses fonctions.

Les meilleures sont celles qui viennent des lieux hauts & des collines, qui n'ont qu'une terre sablonneuse, car elles sont douces & limpides ; elles sont chaudes en hiver, & froides en été; ce qui marque qu'elles ont leurs sources très-profondes. Mais il faut sur-tout faire grand cas de celles qui coulent vers le levant, & particulièrement vers le levant d'été. Toutes celles qui sont salées, âcres & crues, sont en général très-mauvaises à boire.

On met au dernier rang des eaux, celles qui coulent vers le midi, & entre le levant & le couchant d'hiver; mais elles sont moins dangereuses dans les pays froids que dans les pays chauds.

Les personnes qui ont le ventre dur, constipé & disposé à s'enflammer, doivent user des eaux les plus douces, les plus légères; & ceux qui l'ont mou, humide, pituiteux, doivent chercher les plus dures, les plus crues & un peu salées, car elles consumeront cette pituite & cette humidité.

TOUTES les eaux qui cuisent facilement les légumes, qui fondent & pénètrent les viandes, lâchent par conséquent le ventre & lui communiquent leurs vertus; celles qui font crues & dures, & qui cuisent difficilement ces mêmes viandes, ne peuvent que dessécher & resserrer.

LES eaux de pluie font très légères, très-douces, très-délicates, très-claires. (a)

[a] Ces bonnes qualités dépendent de la pureté de l'air, mais il n'est pas toujours dans cet état, & l'eau contient alors des matières grossières, qui exigent la distillation, pour la rendre légère & plus pure.

LES eaux de glace & de neige font toutes très-mauvaifes, car toute eau qui a été gelée ne recouvre jamais fa première qualité.

LA pierre, la colique néphrétique, la ftrangurie, l'ardeur d'urine, la fcia-tique & les tumeurs, viennent parti-culièrement aux hommes qui boivent de toutes fortes d'eaux, dont la fource eft fort éloignée, ou dans lefquelles d'autres eaux de rivières, de lacs & de marais fe déchargent. Il eft impof-fible qu'une eau reffemble à une autre; l'une eft douce, l'autre falée & alumi-neufe; celle-ci eft froide, celle-là eft chaude, &c. Rien n'eft plus impor-tant que cet examen, continue Hippo-crate, & la plus grande partie de nos maladies, viennent des caufes que nous avons fous les yeux, que nous fecon-dons au lieu de les détruire.

ON ne peut fe refufer à croire que

l'air & l'eau n'aient une action fenfible fur la multiplication de l'efpèce; & que les différences qu'ils font naître ne foient très-remarquables. C'eft ce qui faifoit dire à Hippocrate, en confidérant les variétés des faifons & celles des terreins; il en eft de même des hommes, fi l'on y prend garde de près; dans les uns, la nature eft la même que celle des montagnes, des forêts, & des lieux arides; dans les autres, elle eft femblable à celle des terres légères & humides; dans ceux-ci, elle eft la même que celle des pays qui ont des prairies & des marais; & dans ceux-là, on reconnoît la nature des plaines & des lieux découverts & fecs : les variétés des faifons, qui changent la nature des chofes, font grandes, & en grand nombre; les diverfités qu'elles caufent ne le font pas moins.

NOTRE obſervateur, pour prouver à quel point la température du climat influe ſur la vigueur, & par conſéquent ſur la fertilité des hommes, expoſe les réflexions que lui ont ſuſcitées ſes obſervations. L'Aſie, dit-il, diffère de l'Europe, par la nature des plantes & des hommes ; car tout vient plus beau & plus grand en Aſie qu'en Europe. La température des ſaiſons & leur égalité en ſont cauſe ; or, ce qui contribue le plus à la bonté & à l'accroiſſement des choſes qui naiſſent dans un pays, c'eſt la température de l'air. Ce n'eſt pas que le climat de l'Aſie ſoit égal en tout, continue notre Auteur, je ne parle que de cette partie qui eſt la plus tempérée.... *On y élève les enfans avec plus de facilité, les hommes y ſont mieux conſtitués, plus beaux, plus grands & mieux faits ; quant à la taille & à la beauté de la voix, il n'y*

a presque pas entr'eux de différence ;
de sorte, qu'on peut assurer que ce
climat approche plus que tout autre de
la constitution la plus naturelle & la
plus tempérée ; mais il est impossible
que la force, le courage, la vigueur
& la patience dans les travaux, accompagnent de telles constitutions ; le
goût & l'instinct n'y sont pas constans ;
un sexe ne se borne point uniquement
à l'autre, entraîné par la volupté.......
Il en est de même en Égypte & en
Lybie.

EN parlant des peuples qui habitent
les bords du Phase, Hippocrate observe que leur pays est marécageux,
chaud, humide & couvert. En tout
temps, dit-il, il y tombe des pluies
très-fortes, & ses habitans vivent dans
les marais, & bâtissent au milieu des
eaux. Ils vont rarement dans les Villes,
mais ils courent çà & là dans de pe-

tites barques qu'ils font d'un feul tronc d'arbre. Ils ne boivent que des eaux chaudes, ftagnantes, qui font corrompues par le foleil, & groffies par les pluies. Le Phafe même n'eft qu'une eau dormante ; de tous les fleuves, c'eft le plus tranquille & le plus lent. Les fruits que mangent les Phafiens, font avortés, imparfaits, fans faveur l'exceffive humidité ne leur permet pas de mûrir comme il faut; c'eft cette humidité qui rend l'air de ce climat fort épais, & groffier ; tout cela joint enfemble, fait que les habitans du Phafe diffèrent des autres hommes par la figure : *ils font exceffivement grands & horriblement gros. Ils font pâles & défaits comme les malades qui ont la jauniffe, ils font lâches dans les travaux.*

A la conftitution de ces Afiatiques, Hippocrate oppofe les Sauromates,

Européens qui habitent prés du Palus Méotide. Les femmes montent à cheval, lancent le javelot, & combattent pendant qu'elles font vierges. Il faut qu'elles aient tué trois de leurs ennemis pour obtenir la permiſſion de ſe marier ; elles n'habitent avec leurs maris qu'après avoir fait le ſacrifice ordonné par la Loi. Celle qui ſe marie, eſt diſpenſé de monter à cheval & d'aller à la guerre, à moins que le pays ne ſoit forcé de prendre les armes pour quelque grande néceſſité. Elles n'ont que la mamelle gauche ; car pendant qu'elles font jeunes, les mères ont grand foin de leur brûler la mamelle droite avec un inſtrument d'airain fait exprès ; de ſorte que cette mamelle ne pouvant croître, toute la force & la nourriture ſe portent à l'épaule & au bras droit, &c.

ON devoit obſerver beaucoup de

différence entre la conſtitution de ces Peuples & celle des Phaſiens ; la coutume où étoient les premiers, de diſpenſer les femmes de monter à cheval lorſqu'elles étoient mariées, contribuoit à la multiplication de l'eſpèce, car une cauſe aſſez ordinaire de ſtérilité, eſt le trop fréquent exercice à cheval ; les Scythes en ſont la preuve.

CES Peuples, qu'on appelle *Nomades*, dit Hippocrate, parce qu'ils n'ont point de maiſons, & qu'ils habitent dans des charriots, (*a*) demeurent dans un même lieu tant qu'ils y trouvent du fourrage ; quand ils ont tout conſommé, ils décampent & vont ailleurs. Les femmes vivent dans ces charriots, & les hommes les ſuivent à

______

(*a*) Ces charriots ont quatre ou ſix roues ; ils ſont couverts de tapis & faits comme des maiſons à pluſieurs étages. Ces maiſons ambulantes ſont traînées par deux à trois paires de bœufs.

cheval, à la tête de leurs troupeaux &
de leurs haras. *Il n'y a point de na-*
tion moins féconde , & où les ani-
maux soient moins nombreux & plus
petits. Les hommes se ressemblent tous ;
ils sont gras & charnus ; leurs jointures sont lâches & abreuvées d'humeurs , comme tout leur corps. Cette
masse de chair & cette graisse , sont ce
qui les rend tellement ressemblans ,
qu'un homme n'y diffère presque pas
d'un autre homme , ni une femme d'une
autre femme. Cela vient aussi en partie , dit encore notre immortel obser-
vateur , de ce que les saisons étant
toujours égales , il n'arrive aucun chan-
ment physique , ni aucune altération
dans la semence , si ce n'est par quelque maladie , ou par quelqu'accident
fort violent & fort rare. (*a*)

[*a*] La situation du pays dont parle Hippocra-

CE que j'ai dit ailleurs de l'humidité & de l'embonpoint excessifs qui causoient la stérilité, est confirmé par Hippocrate au sujet des peuples dont il fait la description. La plupart des Scythes, & généralement tous les *Nomades*, se brûlent les épaules, les bras, les jointures des mains, la poitrine, les cuisses & les lombes, à cause de l'excessive humidité qui les relâche & les

---

te, est telle, que les habitans y ressentent toujours les vents de bise, que les neiges, les glaces & les eaux rendent extrêmement froids. L'hiver y est perpétuel; l'été n'y dure que peu de ours, lorsque le soleil à la fin du solstice d'été s'approche de ce pays, & alors sa chaleur est très-foible. Les Scythes ont toujours la même nourriture, & es mêmes habits, hiver & été; l'air qu'ils respirent est toujours le même, épais & humide, & ils n'ont pour boissons que des eaux de neige & des eaux glacées. C'est de cette uniformité générale, qu'Hippocrate tire la ressemblance constante des individus au physique & au moral.

énerve ; *ils n'ont ni la force de tendre un arc, ni celle de lancer un javelot;* mais quand ils se font brûlés, les jointures font plus fortes, leur corps devient plus robuste & plus ferme. *Ils n'en font néanmoins pas plus propres à la fécondité ; les Scythes font les plus stériles de tous les peuples. La plupart même font impuissans;* s'acquittent des devoirs propres aux femmes, & parlent comme elles. On les appelle les efféminés. Quand ils approchent de leurs femmes, & qu'ils ne se trouvent plus hommes, ils ne doutent point qu'ils n'aient offensés les Dieux, qui pour se venger, leur font sentir ces effets de leur colère. Ils prennent des robes de femmes, & avouant publiquement leur impuissance, ils vivent en femmes & en font toutes les fonctions.

On retrouve encore ici cette vérité de tous les temps & de tous les lieux,

que' le peuple eſt la partie la plus
ſaine d'un état pour la multiplication
de l'eſpèce. Cette impuiſſance dont
nous parlons, n'attaque jamais les pauvres ; *il n'y a*, dit Hippocrate, *que
les nobles & les riches qui en ſont atteints, parce qu'ils vont toujours à cheval ou en charriot, au lieu que les pauvres
vont à pied.* Il obſerve encore que *les
Scythes ont le teint & les cheveux roux,
& que la fécondité n'eſt pas propre aux
tempéramens de cette nature.* A l'égard
des femmes, *leur humidité & leur graiſſe
s'oppoſent à la conception, en bouchant
l'orifice de la matrice ;* leurs eſclaves
ſont très-utiles à la Nation; chargées
de tout le travail & faiſant un exercice continuel, *elles ſont fort maigres,
& par là conçoivent avec une facilité dont
la Nation ſe trouve heureuſe.* Ces eſclaves
empêchent ſeules le dépériſſement trop
rapide de l'eſpèce dans ces climats.

L'Auteur des *Recherches fur les Américains*, qui paroît ne pas avoir eu connoiffance de ce qu'Hippocrate a dit des Scythes, relativement à la couleur de leurs cheveux, ne la regarde pas moins comme une nuance de dégénération, comme une efpèce de maladie, même dans nos climats. On peut en juger par les inductions que cet Auteur tire des taches que l'on remarque à la peau des perfonnes dont nous parlons. « Les hommes » blancs, dit M. de P***, ne font » point roux fans être pâles, & » fans répandre une odeur défa- » gréable ; on leur remarque, entre » l'épiderme & la peau, des fouillu- » res..... des taches lenticulaires, oc- » cafionées par des matières craffes & » impures qui fe dépofent & s'accu- » mulent à l'orifice des vaiffeaux ex- » halans, d'où le teint contracte une

» bigarrure

» bigarrure qui se manifeste davantage
» en été, lorsque la transpiration est
» sensible. » (*a*) En effet, les Praticiens peuvent observer que dans les maladies aigues qui attaquent les *roux*, le développement des symptômes se fait très-souvent avec des différences qui ne se remarquent pas, lorsque les mêmes maladies surviennent à d'autres personnes. C'est sur-tout dans les maladies inflammatoires que l'on a eu occasion d'observer ceci. En admettant une sorte de dégénération dans la constitution des personnes dont nous parlons, il seroit assez facile de dire pourquoi, quoiqu'ordinairement peu fécondes, elles n'en paroissent pas moins portées vers le physique de l'amour.... On verra au Chapitre des Influences

____

(*a*) *Recherches Philosophiques sur les Américains*, IV.e part. sect. 1.re

I. Partie. V

du Mariage sur la santé, qu'il est certaines maladies qui, par les circonstances, paroissent porter ceux qui en sont atteints vers le physique de l'amour : en admettant donc ici une sorte de dérangement, une âcreté, si l'on veut, dans quelques fluides, on expliqueroit comment des personnes, qui ne sont rien moins que robustes & vigoureuses, sont tourmentées par des irritations vénériennes.

PAR la force de son génie, Hippocrate s'étoit élevé au dessus des idées superstitieuses de son temps, & il en donne la preuve, en voulant dissuader ses contemporains de la croyance dans laquelle ils étoient, que l'impuissance & la stérilité étoient une maladie envoyée par les Dieux, pour punir les hommes de leurs fautes. Si cela étoit, s'écrie ce Médecin Philosophe, elle arriveroit aux pauvres comme aux riches, & encore plutôt aux premiers, car les pauvres honorent bien moins les Dieux. En effet, continue-t-il, ce sont les riches qui leur font des sacrifices, qui leur élèvent des temples, qui leur érigent des statues, & qui leur font mille offrandes & mille dons ; ce que les pauvres ne sont pas en état de faire. Le plus souvent même ces derniers, au lieu d'honorer les Dieux, murmurent & blasphément contr'eux, à cause du partage si inégal qu'ils font des richesses. La punition de tous ces crimes devroit donc plutôt tomber sur les pauvres, que sur les riches, qui n'y ont point de part.... Mais cette maladie ne vient des Dieux que comme les autres, & elles ont toutes leurs causes dans la Nature !

C'EST également aux causes exposées ci-dessus, qu'Hippocrate attribue les variétés qui s'obfervent en Europe dans l'efpèce humaine. Les autres Européens, dit-il, diffèrent entr'eux par la taille & le vifage, à caufe des variations fréquentes des faifons; en effet, ils ont de longs hivers & des étés infupportables; de grandes pluies, de grandes fécherefles, & de grands vents, qui produifent des changemens confidérables; & ces changemens apportent les différences que l'on remarque dans les générations; *car la femence n'eft pas toujours la même dans le même homme, étant tout autre l'hiver que l'été, & pendant les fécherefles que pendant les pluies.* Veilà pourquoi les Afiatiques fe reflemblent bien plus que les Européens...... Par-là l'on trouve auffi la raifon de la différence des mœurs. Tous ceux qui habitent un pays montagneux, rude, fort élevé, fort fec, éprouvent des changemens confidérables ; & par conséquent, *ils font plus grands, plus agiffans & plus courageux ;* & ces fortes de tempéramens ne peuvent manquer d'être cruels & féroces. Mais ceux qui vivent dans un pays enfoncé, étouffé & plein de prairies, plus fujets aux vents chauds qu'aux vents froids, & qui n'ont que des eaux chaudes, font gros & charnus ; ils ont les cheveux noirs, ils font eux-mêmes plus noirs que blancs ; ils ont moins de phlegme que de bile, & n'ont ni tant de force, ni tant de courage que les premiers, à moins que l'habitude ne leur donne les qualités que la Nature leur refufe : mais s'ils ont dans leur pays des rivières, où ils puiffent faire couler les eaux de pluie & les eaux croupiffantes, ils font fort fains, & leur teint eft fort bon. Si au contraire, ils n'ont point de rivières, & qu'ils foient obligés de boire des eaux croupies & puantes, il eſt de toute néceſſité qu'ils aient le ventre & les viſcères mal diſpoſés.

CEUX qui habitent un pays élevé, découvert, expoſé aux vents, & où il y a abondance d'eaux, ſont grands & preſque tous ſemblables, mais ils ont moins de courage & plus de dou-ceur.

CEUX qui demeurent dans des pays nus, maigres & ſecs, & qui ne ſont point ſujets à de grands changemens, ont le corps dur & robuſte, & ſont plus blancs que noirs; ils ſont arro-gans, colères, opiniâtres & entêtés.

PAR-TOUT où l'on trouve des changemens de ſaiſons très-fréquens, là on trouve des hommes d'une figure très-différente, & qui ne ſe reſſemblent en rien, ni pour la complexion, ni pour les mœurs.

DANS tous les lieux où la terre

est grasse, molle, aquatique; où les eaux sont si peu profondes qu'elles sont chaudes en été & froides en hiver; où les saisons sont fort tempérées, les hommes y sont *très-charnus*, *pesants*, *sans force & sans vigueur*, & pour l'ordinaire fort brutes; ils n'aiment qu'à dormir : c'est la lâcheté & la paresse même, & ils n'ont ni esprit, ni adresse pour les arts.

MAIS par-tout où le pays est nu, ouvert & rude, où l'on sent les rigueurs de l'hiver & les ardeurs de l'été, vous y trouverez des hommes maigres & tous velus; qui sont *vigoureux & robustes*, vigilans & laborieux, arrogans & opiniâtres, plus féroces que doux, propres aux arts & nés pour la guerre; en un mot, tout ce qui vient dans quelque terre que se puisse être, se sent des qualités de la terre qui le produit.

CES immortelles obfervations d'Hippocrate , confirmées pour la plupart depuis plus de deux mille ans, & qui annoncent les vaftes connoiffances de l'Auteur , ne paroiffent être contredites aujourd'hui , que par ceux qui ne font aucune attention aux cataftrophes qui ont pu changer la nature des chofes. Sans parler des changemens arrivés fur notre globe par des caufes qu'il renfermoit dans fon fein ; l'ouvrage des hommes , depuis tant de fiècles , a dû occafioner des variations dans quelques contrées. On a vu , lorfque j'ai parlé des tempéramens , que celui qui dominoit chez les habitans des environs de la Grèce, a paffé en France ; que celui des Suédois eft le même ; & qu'avant cinquante ans il deviendra la conftitution dominante en Ruffie. Ces changemens, ouvrage d'une longue fuite de fiècles, ne font-ils pas auffi celui des hommes?...... Ils ne tiennent pas, dit plaisamment le P. Castel, registre de toutes les singularités qu'ils introduisent dans la Nature. Ne pourroit-on pas dire, que les marais desséchés, les vastes forêts abattues, le mélange du peuple des campagnes avec celui des villes, le changement dans les mœurs, dans les alimens, &c. ont concouru à introduire dans chaque Nation des variétés relatives à sa constitution, & qui peu à peu ont éloigné ou rapproché les hommes de leur constitution primitive ou dominante. Les anciens Romains, par exemple, du peuple le plus foible de l'Italie, devinrent le plus robuste, à force d'exercice & de travail. Il tendoit vers sa première foiblesse, sur la fin de la République; mais malgré cette dégénération, Pline nous dit que dans le dénombrement qui fut fait des habitans de Ro-

V v

me, sous l'empire de Vespasien, il se trouva un grand nombre de citoyens d'une vieillesse extraordinaire, & deux entr'autres, qui avoient 150 ans. Ce phénomène ne parut jamais dans Rome moderne. (*a*)

MALGRÉ ces changemens survenus dans la constitution dominante des peuples, changemens dans lesquels la Nature n'est pour rien, si je puis m'exprimer ainsi, & qui font l'ouvrage des hommes ; il faut convenir que de la justesse des observations d'Hippocrate, on doit tirer, à l'aspect seul d'un pays, des conjectures sur la stérilité ou la fécondité de ses habitans. Ces mêmes observations indiquent encore les moyens de remédier à la stérilité pour peu qu'on y fasse attention ; car la cause

____

(*a*) Voyez *Les Abus de la Saignée*, &c. Paris 1759. §. 65.

du mal une fois mise en évidence, y a-t-il quelqu'un qui ne s'attache à l'anéantir ? Ce qu'Hippocrate a écrit pour les Nations, chaque individu en peut profiter : de ce qu'a dit ce grand homme de l'impuissance & de la stérilité des Nomades & des Phasiens, un homme peut répandre la fertilité sur son mariage, si trop d'embonpoint, une constitution phlegmatique, le défaut d'exercice, s'opposent à la conception.

LES mauvaises qualités attribuées à certaines eaux causant la stérilité, on a vu celles dont on devoit faire usage pour entretenir l'équil bre, si nécessaire dans l'économie animale pour l'exercice des fonctions.

ON a vu également quels font les terreins peu favorables à la *végétation* des hommes ; (qu'on me permette encore cette expression) & de-là en

peut connoître quels lieux doivent occuper, de préférence, l'homme & la
femme qui defirent laiffer à la poftérité des rejetons fains & vigoureux.

Il ne faut pas croire que les obfervations que l'on vient d'expofer ne
doivent être vues que comme elles
font préfentées d'après Hippocrate, &
que le *fole* n'influe fur les hommes que
lorfque des diftances confidérables y
donnent lieu. Les différentes parties
d'un Royaume, d'une Province, d'une
Ville même, occafionent felon leur fituation, des changemens dans les êtres
qui y vivent. Quoique la France, par
exemple, n'ait que 240 lieues de l'oueft
à l'eft, & 225 du fud au nord, fes
Provinces au nombre de 38, offrent
prefque toutes des productions différentes ; & l'on obferve dans les habitans, à travers le caractère général de

la Nation des différences très-mar-
quées. » Tout le monde connoît ces
» différences, dit M. l'Abbé Chappe,
» entre les Gascons, les Normands,
» les Picards, les Bretons, les Cham-
» penois, & les habitans du Berry.....
» Elles sont les sources des sobriquets
» qu'on leur a donnés. » (a) Or c'est
particulièrement sur l'organisation des
individus que le climat doit influer
avant que d'agir sur l'esprit ; & de
cette influence physique, doivent résulter des altérations plus ou moins
sensibles dont les effets se manifeste-
ront sur la population. (b)

____

[a] *Voyage en Sibérie*, tom. I.er pag. 217.
(b) » Les Lombards modernes sont généralement
» aujourd'hui les hommes les plus barbus d'Italie,
» semblables aux anciens Lombards que l'on prétend
» avoir pris leur nom de leurs longues barbes......
» Les Gascons & les Languedociens ont retenus la
» voix haute.... des anciens Goths leurs prédéces-
» seurs.... Les Espagnols en ont retenu la froideur

M. de Tully en parlant du tempérament des habitans de Dunkerque, où cet habile Médecin exerce son art, dit qu'il est difficile de juger exactement du tempérament des habitans auxquels il donne ses secours : » parce que, dit-il, cette ville, (Dunkerque) est peuplée de particuliers » de différentes Nations & de presque » toutes les parties de la France.... On » y distingue facilement ceux de chaque Province, à leur taille, leur façon » de parler, leur plus ou moins de vivacité, & même à la couleur de leur » peau. » (*a*)

» & la fierté, qui peu à peu s'alliant ensemble, ont » formé ce qu'on appelle depuis long - temps la » gavité Espagnole.... Les Normands ont conservé en » beaucoup de choses le caractère & le phlegme des » peuples du Nord dont ils sont sortis , » &c. &c. *Cérémonies & Coutumes Religieuses de tous les Peuples du Monde*, Amst. 1735, tom. I.er part. I.re chap. I.er

(*a*) *Essai sur les Maladies de Dunkerque*, 1760.

IL y a une forte de ftérilité qui ne peut être guérie qu'en s'éloignant du lieu que l'on habite d'ordinaire, quoique l'air qu'on y refpire, & l'eau que l'on y boit, n'aient aucune mauvaife qualité. Elle a fa caufe dans une forte d'inaction & d'indolence de l'homme & de la femme, puifque les voyages fuffifent pour rendre leurs embraffemens féconds. Mille exemples prouvent la vérité de ce que j'avance. Un homme de diftinction marié depuis long-temps fans pouvoir jouir du plaifir d'être père, le devint après avoir fait près de trois cens lieues pour fe rendre à une Ambaffade où il avoit été nommé. Il demeure trois ans dans fa place fans donner d'autres marques de fa capacité; rappellé dans fa patrie; il y eft à peine, qu'il a de fortes raifons d'efpérer qu'il va devenir père d'un fecond enfant.

CETTE stérilité est triste sans doute, parce qu'on ne peut pas conseiller à tous ceux qui sont dans ce cas-là, d'aller essayer leurs forces à trois ou quatre cens lieues de leur pays ; mais la différence des états sert à rapprocher & réunir les effets. Les personnes du peuple ont des pélerinages, où l'homme & la femme sont obligés de se rendre à pieds, pour attirer la bénédiction du ciel sur leur mariage ; le Saint qu'ils vont invoquer est presque toujours à plusieurs journées de leur habitation, & la marche salutaire à laquelle ils se soumettent, compense la distance des lieux ; ensorte que, quarante ou cinquante lieues à pieds, équivalent au moins à quatre ou cinq cens, faits avec toutes les commodités que se procurent les gens riches. (*a*)

____

(*a*) Il parut l'année dernière un Ouvrage qui traite

Tous les Peuples que nous connoissons, s'exercent le corps certains jours de l'année par des mouvemens, qu'il faut regarder comme salutaires; telle est la danse chez nous. Cet usage est certainement utile parmi toutes les Nations, pour la propagation de l'espèce; & une loi qui interdiroit la danse dans quelques Royaumes de l'Europe, où il ne reste plus que ce moyen de faire faire un peu d'exercice à une partie des femmes, donneroit atteinte à la population.

Il en est de même de la musique; on sait que l'action de chanter exerce la poitrine, fortifie les organes de la respiration, attenue les fluides, augmente la chaleur, à cause du mouve-

de *l'utilité des Voyages sur Mer pour la cure de différentes Maladies, notamment de la consomption,* &c. Paris, chez Didot, le jeune.

ment continuel de la poitrine , dans l'inspiration & dans l'expiration , & du choc de l'agitation que l'air y souffre. Il est donc des circonstances où le chant est favorable à la génération ; ne seroit-ce que par la gaieté qu'il répand sur les esprits.

RIEN n'est à négliger lorsque les époux desirent se procurer des enfans, & pourroit-il s'en trouver qui ne le desirassent point avec ardeur? La danse, par conséquent l'exercice , le chant ; qui suppose la gaieté , tout doit donc concourir & se réunir pour donner aux esprits l'impulsion nécessaire à la fécondité... On a vu des époux qui, après avoir employé inutilement les moyens qu'ils avoient cru les plus efficaces contre la stérilité , ayant eu recours à l'électricité, ont eu lieu d'être satisfaits..... » Mais la plus heureuse aven-
« ture est celle du Professeur de *Wit-*

» *temberg* en Saxe ; M. Bofe , qui après
» vingt ans de mariage & de travaux
» infructueux , eft enfin parvenu à fe
» procurer un digne héritier , s'étant
» préliminairement fait électrifer lui
» & fa femme. » (a)

NOUS avons vu , au commence-
ment de ce Chapitre , que les plaifirs de
l'amour trop fréquens caufent la ftérilité,
& on n'en a que trop d'exemples. C'eft
donc un moyen d'éviter ce malheur ,
que d'attendre , pour procéder à la
génération , des fignes non équivoques
du befoin de la jouiffance. » Il y avoit
» dans les Gaules , dit M. de Saint-

____

(a) *Nouv. Litt.* de M. Clement , ann. 1748. Ce
moyen n'a pas toujours réuffi à ceux qui l'ont mis
en ufage, [de même que tous les Paralitiques élec-
trifés n'ont pas recouvert l'ufage de leurs membres,]
mais rifque t-on quelque chofe en l'effayant ? Voyez
au fujet de l'électricité employée contre plufieurs
maladies, les *Conjectures fur l'Électricité Médicale* ,
par M. Gardane , Paris 1768.

» Foix, des Druidesses qui ne sor-
» toient qu'une fois de l'année de
» leur monastère, & ne passoient
» qu'un jour avec leurs maris. Elles
» en étoient adorées, & faisoient tous
» les ans un enfant. » (*a*)

Si tous les hommes avoient le même tempérament, la manière de vivre uniforme, & que la température de l'air fut égale dans tous les pays, on pourroit, comme cela se pratique dans quelques cantons des Indes, faire usage du *claperman*, pour réveiller les époux & les obliger à réunir leurs efforts pour donner des citoyens à la patrie. Mais il s'en faut bien que le devoir du mariage puisse être commandé par un tambour ; cette fonction, comme on l'a vu en traitant du *Congrès*, est libre, indépendante, capricieuse, quelque-

____

(*a*) *Essais Historiques sur Paris*, tom. V.

fois rebelle à tout, excepté au tempérament qui varie dans tous les hommes.
L'air, les alimens, &c. influent à la
vérité sur nos fonctions, mais ils n'y
causent qu'une variation passagère, &
dont il faut profiter si elle s'offre sous
des auspices favorables. Il n'en est pas
moins vrai, que dans beaucoup de mariages, même très-fertiles, les enfans
naissent constamment dans la même
saison, & c'est à une certaine disposition
du climat favorable au tempérament
des époux, que ces alliances doivent
leur fertilité.

M. Vargentin a présenté tout ré-
cemment à l'Académie des Sciences de
Stokolm, un Mémoire dans lequel il
prouve, d'après les observations faites
pendant 14 ans, *que le nombre des
naissances augmente en Septembre, &
diminue en Juin de près de la moitié.
Qu'après ces mois, ceux où il naît le plus*

*d'enfans, sont Janvier, Février & Mars;
& ceux où il en naît le moins, Mai,
Juillet & Août.* Cet ordre de la Nature paroît constant, selon l'Auteur du
Mémoire; & en calculant la durée des
grossesses, il semble que l'on pourroit
déterminer le temps le plus propre à la
fécondité. Mais je crois avoir de bonnes raisons pour croire qu'il ne peut
y avoir rien d'absolu sur cet objet,
& que tout est relatif au climat, & par
conséquent à la constitution des peuples, à leur régime, à leurs mœurs. Je
crois encore qu'il doit y avoir, pour
la fécondité, dans un même pays des
différences qui naissent nécessairement
de ce que nous avons établi plus haut.

On ne peut donc admettre un ther-
momètre universel en amour; la saison
pendant laquelle un Européen se livre
avec le plus d'ardeur aux plaisirs, est
peut-être le temps où l'Africain s'oc-

cupe peu de la volupté. Ces différences peuvent être rapprochées de beaucoup, puisque sous le même climat, dans la même ville, le peu d'uniformité qu'il y a entre les tempéramens de chacun des individus, produit des effets différens.

MALGRÉ les exceptions qui sortent de la loi générale, on peut dire que la plupart des conjonctions charnelles qui se font pendant les ardeurs de l'été, sont stériles. La chaleur, en excitant une transpiration abondante, relâche trop les fibres ; la liqueur prolifique n'a pas toute sa perfection, & les efforts réunis de l'homme, & de la femme sont inutiles. (a) » Pendant

[a] Il ne faut pas prendre pour une disposition à la fécondité, la mesure du plaisir pendant les chaleurs ; si ce plaisir peut se prolonger pour quelques personnes, c'est une marque de plus de la foiblesse des organes.

» la chaleur de l'été notre fang eft
» épaiffi, notre bile trop exaltée, dit
» M. Vandermonde...... On prend
» moins de nourriture, à peine la
» lymphe fuffit-elle pour entretenir
» nos forces. » (*b*) Ce feroit vainement que les Indiens s'efforceroient de
multiplier durant les chaleurs exceffives qu'ils reffentent quelquefois. Ceux
qui habitent l'Ifle de Java, font portés vers la jouiffance avec une forte
de fureur les trois quarts de l'année;
& en été, les rayons du foleil font fi
brûlans, que les lions, les léopards,
les loups, fe réfugient dans l'eau, où
ils s'enfoncent jufqu'aux narrines pour
fe mettre à couvert de la chaleur;
tandis que les hommes font contraints
de monter fur la cime des arbres les
plus

[*a*] *Effai fur la manière de perfectionner l'Efpèce Humaine.* Tom. I.er Chap. II.

plus élevés, pour y respirer un air moins enflammé. Ils ne s'occupent alors que de leur conservation.

L'Automne est plus favorable à la population; à proportion que les chaleurs vives s'appaisent, nos organes reprennent du ressort: & d'ailleurs les variations qui régnent dans l'athmosphère pendant cette saison, influent avec succès sur les germes qui doivent perpétuer notre existence.

L'Hiver est nommé le sommeil de la Nature; il semble en effet que tous les êtres soient engourdis durant cette saison; & les glaces, les neiges & les pluies froides doivent amortir les feux de l'Amour. Il s'en faut de beaucoup cependant, que les hommes qui habitent les grandes villes & qui y jouissent d'une certaine aisance, se ressentent des rigueurs de l'hiver , comme le peuple qui vit dans les campagnes. Auſſi , on peut dire , que les premiers chez qui tout eſt factice , juſqu'à l'amour , choiſiſſent pour leurs plaiſirs une ſaiſon qui ne leur eſt pas favorable. L'oiſiveté , le luxe de la table , les moyens qu'on emploie pour s'oppoſer au froid , communiquent au corps une chaleur contre nature , dont les voluptueux profitent. Ils s'épuiſent vainement dans une ſaiſon qui n'eſt pas celle où la plupart des femmes ſont diſpoſées à concevoir ; & ſemblables à ces plantes délicates qu'on oblige à produire des fleurs à l'inſu de la Nature , leur règne eſt paſſé lorſque celui de tous les êtres revient avec les beaux jours. (*a*)

____

(*a*) La paſſion qui domine les gens riches en hiver & qu'ils prennent pour de l'amour , leur eſt très-préjudiciable. Ils ſont obligés de rompre l'harmonie qui doit régner entre l'air & les hommes ; celui qu'ils

La Nature au printemps, belle, riche, fé-
    conde,
Varie à chaque inftant le théatre du monde.

TOUT s'anime, croît & fe multiplie pendant cette faifon ; elle agit fur les animaux comme fur les plantes ; c'eft elle qui redonne à la terre les beau-tés que les rigueurs du froid avoient ternies ; l'homme fent renaître des defirs qu'il peut fatisfaire ; tout le porte vers la propagation de fon ef-pèce......... O vous, qui fuivez les loix de la Nature ! Le fpectacle qu'elle préfente à vos yeux vous prefcrit des devoirs. Les plantes ! Les animaux !..... Pou-

---

refpirent dans leurs appartemens eft un air *commandé*, qui diffère de beaucoup de l'air extérieur auquel ils n'ofent s'expofer. Ils ont obligation de leurs jouiffances à l'habileté de leur cuifinier, aux li-queurs fpiritueufes dont ils font ufage, aux ingré-diens tirés des quatre parties du monde qui fe trou-vent réunis parmi leurs alimens.... C'eft ainfi que l'on prétend forcer la Nature à favorifer les paffions !

vez-vous faire un seul pas sans découvrir cette révolution générale qui
échauffe la Nature entière ?

Dès le premier beau jour que le PRINTEMPS
    ramène ,
Les Zéphyrs font sentir leur amoureuse ha-
    leine ;
La terre orne son sein de brillantes couleurs ;
Et l'air est parfumé du doux esprit des
    fleurs.
On entend les oiseaux , frappés de ta puis-
    sance ,
Par mille sons lascifs , célébrer ta présence :
Pour la belle génisse , on voit les fiers tau-
    reaux ,
Ou bondir dans la plaine , ou traverser les
    eaux.
Enfin , les habitans des bois & des monta-
    gnes ,
Des fleuves & des mers , & des vertes cam-
    pagnes ,
Brûlant à ton aspect d'amour & de desir ,
S'engagent à peupler par l'attrait du plaisir :
Tant on aime à te suivre , & ce charmant
    empire

Que donne la beauté sur tout ce qui res-
pire. (*a*)

CES feux qui embrasent les animaux,
indiquent assez que le printemps est la
saison où les êtres se multiplient avec
facilité. C'est le moment où la Nature
donne à l'homme l'énergie & la vigueur
nécessaires pour la propagation de son
espèce. L'homme robuste, s'apperçoit
de l'activité des esprits qui bouillonnent
dans ses veines : favorisé par des songes
agréables, il s'empresse de jouir des
plaisirs qui l'appellent, il s'y livre tout
entier..... Il ne calme ses transports que
dans la crainte de s'opposer au but où
tendent ses embrassemens. N'opposons
pas à cet homme, ceux qui ont forcé
le plaisir durant l'hiver : si le printemps
fait quelque chose pour eux, c'est en

(*a*) Traduction du commencement du poëme de
Lucrèce, par le Sr. d'Hesnaut.

accélérant la végétation ; incapables de sentir ses influences voluptueuses, insensibles au spectacle ravissant de la fécondité universelle, ils attendent tristement que des végétaux salutaires aient réparés les désordres qu'ont excités leurs passions.

On a tellement senti l'influence des saisons sur les corps, qu'on a cru reconnoître que dans l'espace de vingt-quatre heures, elles reparoissoient ; c'est-à-dire, que les quatre parties du jour étoient comparées aux saisons. En conséquence, on a dit que le commencement du jour où l'air est chaud & humide, avoit dans toute saison les influences du printemps ; le milieu du jour étoit comparé à l'été, le soir à l'automne, & la nuit à l'hiver. Ces distinctions, qui influent dans les maladies, peuvent ce me semble être négligées par les hommes qui jouissent d'une bonne santé , & ce seroit être esclave de sa pendule, si on avoit besoin de la consulter alors.

C'est le tempérament & les signes qui annoncent le véritable desir qui doivent nous guider dans les exploits amoureux. Il est des hommes si singulièrement affectés, que les ténèbres qui couvrent la terre , voilent à leur imagination les plaisirs de la nuit ; il en est d'autres qui ont besoin de recueillement pour les goûter ; ce seroit infructueusement que leur épouse voudroit tirer parti de sa beauté , pendant que le soleil en relève l'éclat. Semblables à ce Peintre qui regardoit pendant quatre heures les personnes dont il vouloit faire le portrait , & qui de retour à son attelier esquissoit & finissoit le tableau ; ces hommes puisent leur vigueur dans les yeux de leur femme , & attendent que la nuit en ait caché la beauté

pour se livrer à l'impression qu'ils ressentent. (*a*)

NULLE règle sur laquelle on puisse
statuer pour déterminer l'heure à laquelle les époux en général, doivent se
communiquer leur amour : les exceptions sont infinies, & variées par des
circonstances trop nombreuses, pour
qu'on puisse en faire mention. Il y
a quelques règles générales, auxquelles néanmoins je ne conseillerois
pas à tous les époux de s'astreindre ;
quelques Médecins, par exemple,
s'opposent à ce qu'un homme caresse
sa femme après le repas, *parce que la*
semence, disent-ils, *ne peut produire en*

[*a*] Tavernier dit, qu'un Arménien marié depuis dix ans, n'avoit jamais vu sa femme, & ne
l'avoit jamais oui parler ; parce que quand elle alloit
coucher avec son mari, elle n'ôtoit son voile qu'après
avoir éteint la lumière, & qu'elle se levoit toujours avant le jour, ne mangeant d'ailleurs jamais
avec son époux. [*Voyages*, Liv. IV. chap. VIII.]

ce temps que des enfans mal constitués. (a) Si de l'union des sexes il peut
résulter un mal dans ce cas, je crois que
l'enfant n'en sera pas la victime : la liqueur séminale, étoit préparée avant
que l'homme eut donné des alimens à
son estomac ; elle étoit dans les réser-
voirs qui lui sont destinés & qui n'ont
aucune communication immédiate avec
l'estomac, qui d'ailleurs ne peut influer
sur cette liqueur aussi promptement
qu'on voudroit le supposer, l'altérer
au point qu'il dût en résulter un individu *mal constitué*. L'homme seul peut
en être incommodé, parce que la digestion dans beaucoup de personnes se
fait avec peine, & que l'ardeur que l'on
apporte au plaisir, doit y causer quel-

____

(a) Voyez la nouvelle édition du *Tableau de
l'Amour Conjugal*, tom. prem. pag. 229. L'*Essai
sur la manière de perfectionner l'espèce humaine*, tom.
I. Chap. II.

que retardement. Il est d'ailleurs des hommes qui n'ont aucune activité en amour, s'ils n'ont donné des alimens à leur estomac, & ce seroit vainement qu'on leur offriroit le plaisir, tandis que ce viscère annonce qu'il a besoin de nourriture. Quiconque a faim, ne doit pas travailler. (a)

Je ne conseillerois pas aux personnes dont la poitrine est serrée, & par conséquent foible, de se livrer à l'amour immédiatement après le repas ; la respiration est laborieuse chez ces personnes-là ; elle devient encore plus dif-

______

(a) *Ubi fames, laborandum non est.* Hippocrate. *Aphor.* XVI. Sect. II. L'estomac influe sur la liqueur prolifique, comme sur toutes celles du corps ; mais c'est seulement après la digestion faite, & lorsque le chyle, d'où émanent tous nos fluides, a passé dans les vaisseaux. Si l'estomac fait mal ses fonctions, toutes nos parties s'en ressentent, la tête sur-tout, & ta machine se dérange ; mais encore une fois, un homme peut mourir d'une indigestion après avoir fait un enfant sain & bien constitué.

ficile lorsque l'estomac est plein. Ils doivent attendre que le jeu des organes qui nous font respirer, soit plus libre, & puisse se prêter aux mouvemens qu'ils exécutent toujours avec un peu de peine.

D'HABILES Médecins assurent aussi que les plaisirs pris pendant le jour sont plus funestes que ceux de la nuit; & il faut convenir que l'amour nous épuisant, on ne peut mieux réparer les forces que par le sommeil & la tranquillité. Mais, il est des hommes qui ont besoin, comme j'ai déjà dit, de tout ce qui est capable d'allumer leurs desirs. Un artisan ne doit pas abandonner son travail pour se livrer à la volupté, tandis que son corps ressent les fatigues qui s'opposent au plaisir; lorsqu'un peu de repos aura rétabli les esprits dissipés durant le jour, il se livrera avec succès aux caresses de sa femme. En effet, dit Venette, l'aurore qui répond au printemps, paroît plus commode pour la génération : car après qu'un homme s'est agréablement diverti avec sa femme, & qu'il s'est un peu endormi après ses plaisirs, il répare ainsi toutes les pertes qu'il vient de faire, & guérit les lassitudes qu'il vient de gagner amoureusement. Après cela, il se lève, & va où ses occupations ordinaires l'appellent, pendant que sa femme demeure au lit pour conserver le précieux dépôt qu'il vient de lui confier. C'est ainsi, continue-t-il, qu'en usent la plupart des artisans qui se portent si bien, & qui ont des enfans si bien faits & si robustes : car après s'être délassés du travail du jour précédent, ils attendent presque toujours que l'aurore commence à poindre pour embrasser leurs femmes. C'est par là sans doute qu'ils évitent les incommodités qu'ont les autres hommes, qui sans faire réflexion à leur santé, s'abandonnent à toute heure à la violence de leur passion. (*a*)

BEAUCOUP de femmes auroient rarement des marques de l'amour de leur époux, si elles repoussoient ses caresses durant le jour. Bien différent d'un artisan robuste, l'homme oisif est excité par mille objets qui le frappent & accélèrent l'heure des plaisirs. L'imagination frappée, il se hâte de mettre à profit les desirs qu'elle fait naître, & qui n'auroient pas assez de chaleur pour reparoître avec avantage dans une autre circonstance. Lorsqu'on est réduit à saisir ainsi l'occasion, les caresses ne font que trop souvent stériles, & il

______

(*a*) *Tableau de l'Amour Conjugal*, II.e part. chap. V. art. II.

faut une heureuse harmonie entre les époux pour *vivifier* leurs plaisirs.

PLUTARQUE dans ses *Œuvres Morales*, introduit plusieurs personnes qui agitent cette question ; *Quel est le temps propre à cognoistre une femme ?* Les uns veulent que ce soit après le repas, les autres le lendemain matin, & chacun allègue ses raisons. Quelques hommes seront peut-être de l'opinion d'*Olimpius*, qui veut qu'on s'abstienne totalement de connoître telle femme que ce soit, & desire que chacun dise en se couchant chaque soir, *il n'est pas encore temps* : & le matin en se levant, *il n'est plus temps.*

LES interlocuteurs que Plutarque fait parler, discutent aussi, *s'il faut embrasser sa femme le jour ou la nuit ?* On cite les Poëtes, les Médecins, les Philosophes. Epicure veut que ce soit le jour ; Platon au contraire est d'avis

que l'on ne se livre à la jouissance que
la nuit..... *Il a esté bien institué par*
coustume de venir à cet acte là en met-
tant le voile des ténèbres au-devant de
la volupté.... En y venant de plein
jour & à la lumière, on donne moyen
à la volupté de s'enhardir. & assurer....
pour rallumer derechef nouveaux desirs....
Au contraire la nuit ostant la plupart de
ce qui est plus furieux, abuse & endort
Nature, de manière qu'elle ne se débor-
de pas la vue jusqu'à une luxurieuse
dissolution.

Un interlocuteur étant d'avis que
les hommes s'approchent de leurs femmes plutôt la nuit que le jour, &
plutôt le soir que le matin, demande
pour soutenir son opinion ; *voulez vous*
qu'un mari retournant tout gai d'un
festin, ayant peut-être encore le chapeau
de fleurs sur la teste, & tout parfumé
d'huile odoriférante, tournast le dos à

sa femme, & s'enveloppant dedans le lit, se mit à dormir, & puis qu'en plein jour au milieu des affaires du mesnage, il demandast à sa femme qu'elle le vînt trouver pour telle chose ?..... Le soir est la fin & le repos des travaux de tout le jour, & le matin en est le commencement. Au soir président le bon Bacchus qui dissipe les ennuis, les Muses, Terpsichore qui aime la danse, & Thalie qui préside aux banquets.... Le matin président au point du jour, & Minerve l'ouvriere, & Mercure le marchand..... Au soir conviennent donc les chansons, la musique, le bal, les plaisirs des noces,

    Masques, festins & les chansons à voix,
    Le bruit plaisant des fleustes & hautbois.

Le matin on n'entend que les coups de marteaux, le bruit des scies, le réveil-matin des Gabeleurs & péagers qui crient après ceux qui entrent & qui sortent ; les adjournemens des Sergens à *comparoir devant les Juges ; les publications des Édits ; les sommations de venir faire la cour à quelque Prince.... au Magistrat ayant charge publique, auquel temps il n'y a point de lieu pour la volupté.* (a)

CES passages de Plutarque démontrent moins qu'il y a une loi qui fixe le temps où les époux doivent se livrer à l'amour, que l'adresse & l'éloquence de l'Auteur pour soutenir les opinions qu'il feint quelquefois d'embrasser, & qu'il réfute l'instant d'après.

LE moment favorable pour l'acte de la Génération, dépend de certaines circonstances que l'on a tâché d'exposer dans ce Chapitre ; il en est quelques-unes dont on s'est cru dispensé

(a) *Œuvres morales de* Plutarque, tom. II. *Les propos de Table*, Liv. III. Quest. VI.

de parler, & que les époux faisiront facilement s'ils le desirent........ Mais qu'ils ne s'attachent pas trop scrupuleusement à observer des règles minutieuses, qui souvent font échapper une circonstance favorable. On a vu des époux se livrer à de profondes réflexions, consulter les astres, la pluie, le beau temps.... Vous eussiez dit, qu'ils agitoient le destin des Empires ; ils employoient, en spéculations, des momens précieux faits pour la jouissance ! L'acte le plus délicat de l'amour n'est point un problème à résoudre, & pour lequel il faille consommer un temps utile.

La Nature dès le commencement du monde a ouvert le grand livre de la Réproduction ; tous les êtres vivans y ont lu l'ordre général ; CROISSEZ ET MULTIPLIEZ-VOUS. A cette loi sacrée, promulguée par la Nature, les devoirs du citoyen ajoutent encore : *soyez utile à la patrie, laissez-lui des enfans dont les services lui rappellant votre existence, feront benir votre mémoire.* Dans l'une des Isles Maldives, c'est une coutume très-ancienne, de marquer de certains caractères, en forme de nos zéros, les tombeaux de ceux des habitans qui ne se font point distingués dans l'exercice de leur profession. (*a*) Je desirerois qu'on en fit de même à l'égard des hommes qui parmi nous renoncent volontairement au doux nom d'époux & de père, & que sur le tombeau des vrais citoyens, on lut : *ci gît un tel, qui donna des hommes à la patrie.* Quelle épitaphe attendrissante que celle qu'on voyoit autrefois dans le cimetière des Innocens !

(*a*) Cette coutume est établie dans l'Isle nommée *Isle des Limaçons, Journ. Encyclop.* prem. Mars 1762.

Cy gît Jollande Bailly, *qui trépaſſa l'an 1514, le quatre-vingt-huitième an de ſon âge, le quarante-deuxième de ſon veuvage, laquelle a vu ou pu voir devant ſon trépas deux cens quatre-vingt quinze enfans iſſus d'elle.* (a) Quels droits aura ſur la poſtérité M. Deniſe, qui âgé de ſoixante & treize ans, ſe trouvoit en 1770 père de cent un, tant enfans que petits enfans & arrière-petits enfans, dont ſoixante-huit étoient vivans ! (b)

(a) *Eſſais ſur Paris*, de M. de Saintfoix.

(b) M. Deniſe eſt Procureur du Roi en l'Election de Lion, Généralité de Rouen, Paroiſſe de la Feuillec. Les papiers publics ajoutoient [en 1770,] que ſix de ſes petites filles étoient [illegible]

Fin du Tome premier.

TABLE DES CHAPITRES

Contenus dans ce Volume.

Fin de la Table du premier Volume.